COPD의 숨가쁜 고통!
당신은 모른다

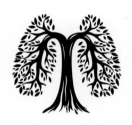

COPD의 숨가쁜 고통! 당신은 모른다

지 은 이 | 김남선
펴 낸 이 | 김원중

편 집 주 간 | 김무정
기   획 | 허석기
편   집 | 김주화
디 자 인 | 박정미, 옥미향
제   작 | 박준열
관   리 | 차정심, 정혜진
마 케 팅 | 박혜경

초 판 인 쇄 | 2021년 07월 23일
초 판 발 행 | 2021년 07월 29일

출 판 등 록 | 제313-2007-000172(2007.08.29)

펴 낸 곳 | 도서출판 상상나무
              상상바이오(주)
주   소 | 경기도 고양시 덕양구 고양대로 1393 상상빌딩 7층
전   화 | (031) 973-5191
팩   스 | (031) 973-5020
홈 페 이 지 | http://smbooks.com
E - m a i l | ssyc973@hanmail.net

ISBN 979-11-86172-69-8(93510)
값 15,000원

COPD의
숨가쁜 고통!
당신은 모른다

김남선 김지수 김수정 공저

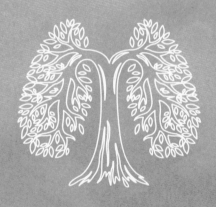

상상나무

폐 COPD가 이 땅에서 사라질 그 날까지

만성 폐쇄성 폐질환인 폐 COPD의 5대 주요 증상이 있습니다. 바로 △호흡곤란 △기침 △가래 △가슴압박감 △전신 무기력증입니다. 이중 두 가지 이상 증상이 3개월 이상 이어지면 폐 COPD를 의심해야 합니다. COPD 환자의 절반이 감기로 오인해서 적절한 치료시기를 놓치는 것이 병을 키우는 주요 요인입니다. 폐 COPD를 일으키는 가장 큰 원인은 담배입니다. 이외에 △미세먼지 △배기가스 △주방가스 △알레르기에 의한 입 호흡 습관 등이 영향을 미칩니다.

이를 위해 칵테일한방복합요법을 만들었습니다. 이 약은 김씨녹용영동탕 & 맞춤 K-심폐단으로 이뤄지는데 녹용·사향 등 수십 가지 한약재가 사용됩니다.

김씨녹용영동탕에 포함된 약재를 자세하게 설명하면 녹용을 비롯 녹각교, 홍화자, 토사자, 우슬, 속단 등 35개 한약입니다. 기관지평활근 재생과 폐포 재생에 관여하는 K-심폐단은 사향, 침향을 비롯해 녹용, 산수유, 당귀, 우황 등 고가약이 들어갑니다. 여기에 강심약인 우황청심원이 합방된 칵테일 처방입니다.

K-심폐단에 코팅된 99.9% 순금박의 금은 강심폐, 강혈관 작용과 함께 몸에 축적된 중금속을 빨리 체외로 배출시켜 청폐(淸肺) 시키는 성분이 들어 있습니다. 특히 금은 약의 변질을 막아주고 오랫동안 약 고유의 약효를 지속하는 효과가 있습니다.

그동안 치료과정을 보면 1년간 폐 면역약인 김씨녹용영동탕과 심폐 기능 항진약인 K-심폐단 복합 복용으로 10명중 8~9명은 완쾌되는 것으로 분석됐습니다. 영동한의원 '칵테일 복합약물'은 폐포의 쇠퇴는 늦추고, 재생 속도를 촉진해서 폐포를 건강 하게 만듭니다. 칵테일 요법의 치료 목표는 △청폐 △면역 △심폐기능 항진 △폐포 재생입니다. 칵테일 복합약물 요법의 치료 기간은 빠르면 3~4개월, 늦어도 1년을 넘지 않습니다. 현대 의학에서 난치·불치병으로 분류된 COPD를 효과적으로 관리할 수 있는 것입니다.

저는 그동안 이 '칵테일 복합약물' 연구 논문으로 세계를 돌았습니다. 미국 뉴욕 세계통합의학, 미시간의대 오스테오페틱 메디신, LA 캘리포니아, 캐나다 토론토에 갔었습니다.

일본동양의학회의 초청으로 도쿄, 오사카를 갔고 국제한방의학 세미나를 위해 나고야를, 세계의학대회를 위해 요코하마를, 국제한의학대회를 위해 삿포로 히로시마 후쿠오카 구마모토 다카마츠 센다이 쿄토 등을 다녀왔습니다.

한의학의 본류라는 중국 베이징 중의학대회, 상하이 중의학원, 타이완 중의학 타이페이의대와 유럽의 런던 옥스포드 아로마테라피 침의학 등 세계 10대 도시에서 세계석학들과 "폐COPD 칵테일 복합약물" "알레르기 喘息(천식)호흡기 면역치료"에 대한 논문발표 및 학회,세미나 컨퍼런스 초빙 강의를 100회 이상 열었습니다. 이렇게 진행한 연구와 학회가 기억에 많이 남아 COPD 연구에 더 매진할 각오와 다짐을 해봅니다.

이 책 제작에 도움을 주며 함께 수고한 김지수 김수정 원장께 감사를 드리며 책을 잘 만들어 준 상상나무출판사에게도 고마움을 전합니다.

2021년 7월

폐COPD전문병원 영동한의원 진료실에서 COVID-19종식을 기원하며

김남선

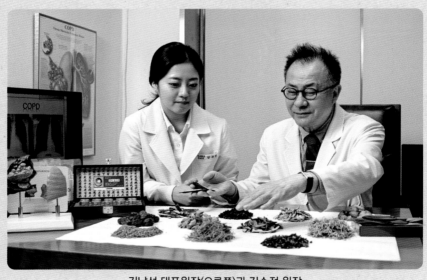

김남선 대표원장(오른쪽)과 김수정 원장

6

목 차

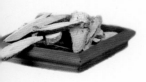

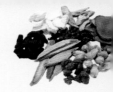

| 9부 |

입호흡 VS 코호흡

1부

COPD

만성 폐쇄성 폐질환

1.

적색 경고등 COPD!
매년 23만명의 환자가 발생한다

아직도 COPD에 대해 모르는 환자들이 많습니다. 과거에는 이 병명을 본격적으로 사용하지 않았던 이유이기도 하지만 폐질환을 종합해 폐병으로 통칭했기 때문입니다.

통계에 의하면 매년 약 23만 여명의 만성 폐쇄성 폐질환(COPD) 환자가 발생해 진료를 받는다고 합니다. 보건복지부 보고에 따르면 20년간 하루 한 갑 이상 담배를 피운 사람 중 40세 이상에서 약 330만 명이 폐 COPD 의심 환자라고 합니다. 애연가들, 흡연자들에게는 가히 충격적인 통계가 아닐 수 없습니다.

이렇듯 우리나라를 포함해 전 세계적으로 폐 질환자가 계속 증가 추세에 있습니다. 주요 발병 원인은 흡연과 함께 점점 더 심각해지는 대기오염 때문인 것으로 나타나고 있습니다.

폐 COPD를 간단히 소개하면 인체의 소중한 장기인 폐가 손상돼 숨쉬기 힘들어지는 호흡기 질환입니다. 기도에 염증이 생겨서 만성적으로 기침·가래가 발생하고, 폐포가 파괴돼 숨이 찬 호흡곤란의 증세가 나타납니다.

자료에 따르면 국내 65세 이상 노인 약 800만 명 중 8%인 64만 명이 실제로 폐 COPD로 고통 받고 있는 것으로 추산됩니다. 또 세계보건기구(WHO)에 따르면 COPD는 주요 사망원인 4위 질환입니다. 2030년에는 3위로 올라설 것으로 전망되고 있습니다.

그런데 걱정스러운 것은 타 질병과 달리 폐 COPD로 손상된 폐는 건강했던 상태로 완전하게 회복이 불가능하다는 사실입니다. 폐 COPD를 늦게 발견하거나, 치료를 미루면 폐포 손상과 호흡곤란이 점차 심해지고 사망 위험도 대폭 증가합니다. 바로 이 점에서 COPD의 조기 발견과 치료가 중요한 것입니다.

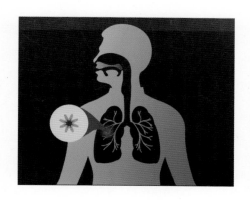

2.

담배가 주요 원인,
만성 기침 가래 3달 이상 지속하면 의심

그렇다면 COPD 증상을 자세히 살펴봄으로 병을 예방할 수 있었으면 합니다. 이 폐 COPD 초기 증상은 감기와 비슷합니다. 그래서 대수롭지 않게 여기는 것입니다. 일단 기침·가래가 발생하고 이외에 특별한 증상이 없어 치료시기를 놓치는 경우가 많습니다.

이렇게 만성 감기인 줄 알고 시간이 막연하게 흐르다 보면 어느 날 갑자기 숨이 차기 시작합니다. 증상이 심하면 계단도 올라가지 못하고, 주저앉기도 합니다.

이 폐 COPD는 천식과도 비슷한 점이 많습니다. 두 병은 모두 만성적인 기침과 호흡 곤란 증상을 보입니다. 하지만 세부적으로는 분명하게 차이가 있습니다.

천식은 알레르기가 주요 원인이고, 계절 등 환경에 따라 증상 변화가 심합니다. 반면 COPD는 흡연이 주요 원인이며, 계절 변화에 큰 영향을 받지 않습니다. 따라서 40세 이상 흡연자가 만성기침·가래가 3달 이상 지속되면 COPD를 의심하고 일단 폐기능 검사를 받는 것이 바람직합니다. 무기력증, 체중 감소, 만성피로 같은 증상도 나타납니다.

만성 폐쇄성 폐질환인 폐 COPD를 일으키는 범인이자 주요 원인은 담배입니다. 담배일 가능성이 가장 높다는 것입니다. 물론 이외의 원인도 있습니다. 살펴보면 △미세먼지 △배기가스 △주방가스 △알레르기에 의한 입 호흡 습관 등도 장기적으로 영향을 미쳐 유발인자가 되기도 합니다.

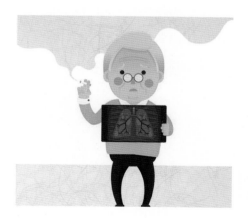

3.

폐 COPD의
5대 주요 증상을 숙지하라

만성 폐쇄성 폐질환인 폐 COPD의 5대 주요 증상이 있습니다. 바로 △
호흡곤란 △기침 △가래 △가슴압박감 △전신 무기력증입니다. 이중 두
가지 이상 증상이 3개월 이상 이어지면 일단 폐 COPD를 의심해야 합니
다. 앞에서도 밝혔지만 COPD 환자의 절반이 감기로 오인해서 적절한 치
료시기를 놓치는 것이 병을 키우는 주요 요인입니다.

그럼 이제 그 주요증상과 자가진단법을 체크해 보겠습니다.

COPD 주요 증상
- 3개월 이상 지속되는 기침
- 기침 후에 나오는 소량의 끈끈한 가래(객담)
- 평지를 걸을 때도 숨이 차는 등 호흡곤란
- 쌕쌕 거리는 천명음과 흉부 압박감

만성 폐쇄성 폐질환(COPD) 자가진단

(아래 질문 중 위험인자 영역과 증상 영역 중 각각 한 개 이상 해당하면 호흡기 질환이나 알레르기 전문 의사의 진료가 필요합니다)

① COPD 위험인자 영역

나이가 45세 이상이다.

흡연 10년 이상이다

천식, 결핵, 알레르기성 비염 등 만성 호흡기 질환 병력이 있었다.

간접 흡연에 노출됐다

연기, 먼지, 가스 환경에서 근무 경험이 있다.

② COPD 증상 영역

1. 기침, 가래 증상이 지속적이다.

2. 호흡곤란이 해마다 나빠진다.

3. 다른 사람보다 숨이 차서 걷기 힘들다.

4. 평지에서도 걷는 것이 숨차다.

5. 감기, 코 알레르기로 쌕쌕하는 소리와 숨찬 증상이 있다.

6. 코 알레르기로 입 호흡하고 수시로 심호흡해야 편안하다.

4.

조기진단시 꼭 알아야할
COPD 특징

　흡연자 등 COPD 고위험 군은 조기 진단을 위해 주요 증상을 기억해 두는 것이 꼭 도움이 됩니다. 40세 이상 흡연자가 만성기침과 가래가 있으면 COPD를 의심하고 폐 기능 검사를 받는 것이 필요합니다. 무기력증, 체중 감소, 만성피로 같은 증상도 동반됩니다.

　COPD 세부 증상을 살펴보겠습니다. COPD의 첫 번째 증상은 만성 기침입니다. 기침은 처음에 간헐적으로 시작합니다. 감기에 안 걸려도 기침이 3개월 이상 이어집니다. 기침이 점차 악화되면 온종일 지속되기도 합니다. 가래도 COPD 환자들의 특징 중 하나입니다. 기침 후 적은 양의 끈끈한 가래(객담)가 나옵니다.

　COPD 환자들은 대부분 호흡곤란을 겪으면서 의료기관을 찾습니다. 호흡곤란이 악화되면 평지를 걸을 때도 숨이 차서 다른 사람을 따라가지 못합니다. 증상이 더 심해지면 가만히 있어도 숨이 차며, 폐 기능이 약해지면서 증상이 점차 심해집니다.

호흡곤란과 함께 쌕쌕 거리는 천명음과 가슴이 눌리는 흉부 압박감도
폐 COPD의 특징입니다.

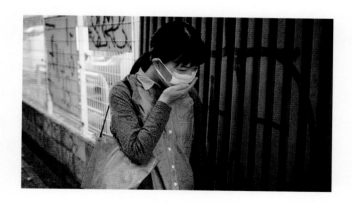

5.

초기 증상 거의 없어 조기진단 놓치는 COPD

COPD는 특별한 증상이 거의 없어서 치료시기를 놓치는 경우가 흔합니다. COPD가 심각한 것은 손상된 폐와 기관지가 예전처럼 건강하게 회복되지 않는다는 것입니다. 영구적으로 호흡기 기능이 약해진 채로 살다가 증상이 악화되면 호흡곤란으로 이어져서 사망할 수도 있습니다. 아울러 COPD가 있으면 심장혈관질환, 폐암 위험도 큰 것으로 보고되고 있습니다.

COPD 병기는 크게 1~4기까지 구분합니다. 1기에서 4기로 넘어가는데 10년 이상 걸립니다. 초기에는 증상 없이 서서히 진행하기 때문에 대부분 2기부터 발견합니다. 폐 기능이 50% 이상 손상되기 전까지는 특별한 증상이 잘 나타나지 않는 특징을 보입니다.

COPD는 증상이 시작되면 급속히 악화되고, 폐 기능을 다시 되돌리기 힘듭니다. 병이 진행해서 중증이 되면 산소통을 이용한 24시간 산소요법으로만 숨을 쉴 수 있습니다. 평생의 삶을 산소통에 의지해야 한다면 생각만 해도 두려운 일이 아닐 수 없습니다.

　COPD를 4기에 발견하면 5년 생존율은 20~30%에 머무는 것으로 보고됩니다. 참으로 무서운 질병이 COPD인 것입니다.

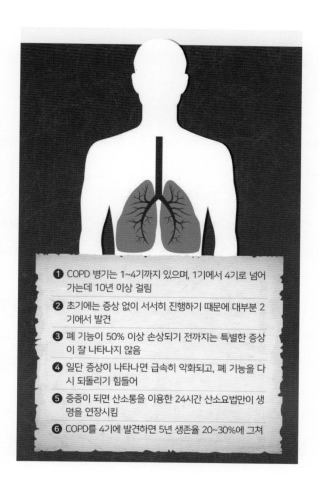

❶ COPD 병기는 1~4기까지 있으며, 1기에서 4기로 넘어가는데 10년 이상 걸림

❷ 초기에는 증상 없이 서서히 진행하기 때문에 대부분 2기에서 발견

❸ 폐 기능이 50% 이상 손상되기 전까지는 특별한 증상이 잘 나타나지 않음

❹ 일단 증상이 나타나면 급속히 악화되고, 폐 기능을 다시 되돌리기 힘들어

❺ 중증이 되면 산소통을 이용한 24시간 산소요법만이 생명을 연장시킴

❻ COPD를 4기에 발견하면 5년 생존율 20~30%에 그쳐

6.

심폐 기능 회복시켜
증상 개선해야

폐 COPD의 심각성은 여러 가지 합병증을 일으켜서 사망 위험을 높인다는 점입니다.

폐 COPD 때문에 호흡 곤란이 생기면 신체에 산소 공급이 부족해집니다. 이로 인해 △저산소증 △심근경색증 △협심증 같은 심장질환이 생길 수 있습니다. 혈관에 산소가 부족하면 심장 근육에 영양을 공급하는 관상동맥에 문제가 생기기 때문입니다.

폐 COPD 환자 중 30~40%가 협심증과 심근경색증을 함께 앓는 것으로 보고됩니다. 폐 COPD 합병증으로 발생한 심장질환에 따른 사망률은 약 30%에 이릅니다. 폐 COPD가 악화하면 건강이 도미노처럼 나빠지는 것입니다.

이런 상황에서 폐전문한의원 영동한의원이 오랜 연구 끝에 COPD 치료약을 개발했습니다. 바로 김씨공심단과 김씨녹용영동탕을 함께 사용하는 칵테일 한방 복합요법입니다.

건강 전문기자들과 만나며 이 COPD에 대한 질문을 자주 받게 되는데 이 때마나 나는 "심장은 부모형제 같은 장기로, 폐 건강이 나쁘면 심장이 안 좋고, 심장 기능이 떨어지면 폐도 약해진다"고 말해줍니다. 또 여기에 덧붙여 "이 때문에 COPD 같은 폐 질환 치료에 심폐 기능 항진약을 동시에 처방하는 것이 효과적인 것"이라고 그 이유를 설명하곤 합니다.

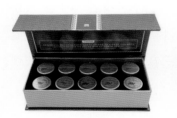

김씨공심단
100환 50일분 500만원

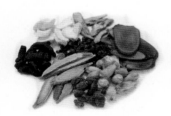

김씨녹용영동탕

7.

공심단과 영동탕,
칵테일 한방복합 요법으로 치료

김씨녹용영동탕에 포함된 약재는 녹용을 비롯해 녹각교, 홍화자, 토사자, 우슬, 속단 등 35가지 한약이 배합됩니다. 기관지 평활근과 폐포 재생에 관여하는 김씨공심단은 사향, 침향을 비롯해 녹용, 산수유, 당귀, 우황 등 고가약이 들어갑니다. 여기에 강심약인 우황청심원이 합방된 칵테일 처방입니다. 워낙 비싼 약재라 부담이 되지만 효과를 위한 처방이기에 나로서는 양보할 수 없는 부분입니다.

김씨공심단에 코팅된 99.9% 순금박의 금은 강심·강혈관 작용과 함께 몸에 축적된 중금속을 빨리 체외로 배출시켜서 폐를 깨끗하게 만드는 청폐(靑肺) 성분이 들어 있습니다. 특히 금은 약의 변질을 막고, 오랫동안 약효를 지속하는 효과가 있습니다.

아울러 김씨 녹용영동탕은 △면역력 향상 △청폐(淸肺) △폐 재생 순서로 폐 기능 회복을 돕습니다. 세부적으로는 면역력을 끌어올려서 바이러스·세균·알레르기 물질 등이 폐로 유입되지 못하게 막습니다. 아울러 염증과 노폐물을 삭히는 청폐 작용을 합니다. 이어 망가진 폐포가 건강한 상태로 재생하도록 돕습니다.

김씨 공심단은 심폐 기능을 활성화해서 폐 재생을 유도합니다. 환자 상태에 따라 이 두 가지 약을 동시에 처방하는 한방 칵테일 복합 요법을 적용하게 되는 것입니다.

복용법의 경우 김씨녹용영동탕은 탕약으로 식후 30분에 드시면 되며 이는 기관지·폐의 면역력을 높입니다. 환약인 김씨공심단은 심폐 기능을 증강시킵니다. 아침에 일어나서 30분 내에 복용하고, 취침 30분 전에 한 알씩 먹습니다.

8.

환자 90%에서 효과
임상 논문 국제학회 수시 발표

영동한의원의 임상 결과에 따르면 1년간 폐 면역약인 김씨녹용영동탕과 심폐 기능 항진약인 김씨공심단 복합 복용으로 10명중 8~9명은 증상이 호전되고 완쾌되는 것으로 나타났습니다.

저는 폐 COPD 치료 특화 의료기관인 영동한의원의 이름을 걸고 이 임상내용을 뉴욕 맨해튼 컨벤션 힐튼호텔에서 열린 통합 헬스케어 심포지엄(Integrative Healthcare symposium)과 일본 후쿠오카 전일본침구학술대회, 교토 일본동양의학회 등에서 상세하게 발표했습니다. 당시 제가 발표한 주제는 '칵테일 복합 약물 폐 COPD 치료' 였습니다.

이날 발표한 연구 결과에 따르면 영동한의원 '칵테일 복합약물'은 폐포 쇠퇴는 늦추고, 재생 속도를 촉진해서 폐포를 건강하게 만든다는 내용이었습니다. 특히 칵테일 요법의 치료 목표는 △청폐 △면역 △심폐기능 항진 △폐포 재생입니다.

칵테일 복합약물 요법의 치료 기간은 빠르면 3-4개월, 늦어도 1년을

넘지 않습니다. 현대의학에서 난치·불치병으로 분류된 COPD를 효과적
으로 관리할 수 있는 것입니다.

9.

COPD·폐섬유화증 체질과 입호흡

만성 폐쇄성 폐질환(COPD) 환자들을 진료하다보면 특별한 공통 현상
이 있는데 그것은 이 질환이 한의학적으로 태음인에 많이 나타난다는 사
실입니다. 태음인의 신체적 특징은 다음과 같습니다.

태음인 신체 특징
- 키가 크고, 작은 사람은 드물다.
- 대게 체중이 많이 나가고 체격이 좋다.
- 간혹 마른 사람이 있지만 골격은 건실하다.
- 허리 부위가 잘 발달해서 서 있는 자세가 굳건하다.
- 하지만 목덜미 부위는 약하다.
- 소음인의 외모와 비슷한 경우가 있다.

이런 태음인에 해당되는 신체를 가졌다면 특별히 더 이 COPD에 유의
하고 예방과 치료에 관심을 쏟아야 할 것입니다.

만성 폐쇄성 폐질환(COPD)나 폐섬유화증으로 폐가 경화되면 심장도 딱딱해져 심장기능도 서서히 떨어지고 심하면 정지됩니다. 이 같은 만성 폐질환은 담배·미세먼지·오염된 환경 등에 노출되었을 때 그 위험이 더욱 증가됩니다. 아울러 입으로 호흡하는 습관이 만성화 되어도 악화된다는 사실입니다.

정상적인 폐나 기관지에선 백혈구가 세균·바이러스·유해물질·미세먼지나 알레르기 물질을 걸러줍니다. 하지만 폐가 약해져서 그 기능이 약해지면 면역력이 떨어지고 폐는 점점 망가집니다.

폐기능이 약하든가 태음인 체질이어서 기관지나 폐포가 힘이 없고 폐력(肺力)이 평균 이하면 코로 공기를 흡입하는 기능이 떨어져서 입으로 호흡을 보충하게 됩니다.

뇌가 입으로 호흡하는 것이 편하다고 인식하는 것이 고착화되면 코로 호흡하는 것보다 입으로 호흡하는 습관이 됩니다.

태음인은 통상 식성이 좋은데 에너지를 사용하지 않고 저장하는 체질이어서 만성병에 잘 걸립니다. 이 같은 논리로 인슐린 저항성이 높기 때문에 체중과 상관없이 당뇨병 환자가 많은 것으로 분석됩니다.

입 호흡은 먼지·찬공기, 알레르기 물질, 바이러스, 박테리아, 곰팡이 같은 기관지나 폐에 유해한 물질을 걸러 주지 못해서 바로 폐가 타격을 입습니다. 이 때문에 폐기능이 떨어져서 만성 폐쇄성 폐질환(COPD)이나 폐암으로 이어질 수 있습니다. 만성 폐질환 환자의 약 75%가 태음인이며 COPD·폐섬유화증·천식·폐암 등이 여기에 해당합니다. 태음인은 늘 이 질병에 자신이 포함되지 않도록 유의해야 합니다.

10.

만성 폐질환 치료의 역사

서양의학에선 만성 폐쇄성 폐질환에 사용하는 약재를 흡입제·경구제·주사제 등으로 구분합니다.

흡입 치료는 4000년의 역사를 가진 아유르베다(Ayurveda) 의학서에서 처음으로 호흡기 질환 치료에 활용된 것으로 전해집니다. 17세기에 호흡곤란을 동반한 천식과 기침에 천연약물 식물인 흰독말 풀잎을 사용했는데 이는 현재 항콜린 약제에 해당합니다. 19세기 중기 천식 치료법으로 끓는 물을 흡입시키는 치료법으로도 사용했습니다.

그 후 1956년 치료 목적으로 정량식 흡입제(MDI, Metered Dose Inhaler)의 임상 사용이 승인됐습니다. 연무기(Nebulizer)도 이후에 사용됐습니다.

일본의학의 경우 온천에서 분포되는 증기를 관을 이용해서 코로 흡입, 온천의 유황성분 등으로 기침·천식을 가라 앉혔다는 이야기도 있습니다. 또 히노키(檜木) 피톤치드 흡입도 호흡기 치료에 효과적인 것으로 전해집니다.

이처럼 한방의학의 폐 질환 치료 주안점은 우선 기침·가래·호흡곤란 증상을 완화시키는 것입니다. 이를 통해 삶의 질을 올려주어 일상생활이 힘들지 않게 하는 것입니다.

특히 폐를 회복시켜서 재생력을 키워줍니다. 꾸준한 복약과 폐 재활치료가 함께 이뤄져야 건강을 회복할 수 있습니다.

영동한의원은 아로마오일인 유칼립투스(Eucalyptus)나 페퍼민트(Peppermint) 등을 증류수에 희석해 네블라이저를 이용해 흡입하게 해서 치료합니다. 이 같은 방법은 기침·천식·COPD·폐섬유화증에 효과가 있습니다.

한약으로는 앞에서도 소개했지만 '김씨(金氏) 영동탕'의 효과가 우수합니다. 2000년 전부터 상환론이라는 중국 고방(古方)에서 언급한 기침·가래·호흡곤란 치료의 소청룡탕(小靑龍湯)에 신이화·금은화 등을 사용합니다.

기관지를 확장시키는 효과가 있는 신이화에 폐의 염증을 가라앉히고 폐포나 모세기관지를 활성화 시키는 금은화 등을 첨가한 약물로 알려져 있습니다.

김씨(金氏) 영동탕은 좁아진 기관지 확장과 항알레르기 작용, 기관지 염증 반응 감소, 망가진 폐포를 재생시키는 효과가 우수한 것으로 입증이 되었습니다. 한방 치료에선 면역력·재생력은 물론 그 기능을 치료하고 재활하는 것에 주안점을 두기에 그 효과가 단시일에 나타나기 보다 서서히 또 꾸준히 좋아지는 것을 체험할 수 있습니다.

11.

폐 COPD 예방 & 악화 막으려면 기억해야 할 것들

폐 COPD의 최대 적은 계속 강조하지만 담배입니다. 담배를 하루 한 갑 10년 정도 피우면 폐에 니코틴과 타르가 30~40년 지속합니다. 하루 반 갑을 피우면 20년간 담배에 있는 1000여 가지 유해물질이 기관지나 폐를 괴롭힙니다.

폐 COPD는 환자 대부분이 흡연자입니다. 때문에 흡연자들은 COPD에 대한 경계심을 가져야 합니다. 그러나 많은 흡연자들이 폐암에 갖는 우려에 비해 COPD에 대한 인식은 많이 낮습니다.

폐 COPD는 만성적인 염증으로, 기도가 점점 좁아지고 숨 쉬기가 힘들어지는 무서운 질환이라는 것을 알아야 합니다. 폐 COPD를 예방·관리하려면 가장 큰 원인이 흡연인 만큼 반드시 흡연자는 금연해야 합니다.

폐 COPD 환자는 호흡기 질환에 걸리면 증상이 더 악화합니다. 때문에 이를 막기 위한 예방 접종도 중요합니다. 폐 COPD 4기 환자의 30% 정도가 폐렴 때문에 사망하는 것으로 집계됩니다.

이런 이유로 폐 COPD 환자는 폐렴구균 백신 접종을 받아야 합니다. 독감 예방에 도움이 되는 인플루엔자 백신 접종도 꼭 챙겨야 합니다.

예방접종과 함께 감염 위험을 줄이기 위한 개인위생 관리도 중요합니다. 외출에서 돌아오거나 물건을 만진 후 항상 손을 깨끗이 씻습니다. 감기나 독감이 유행할 땐 사람이 많은 곳에 가지 말아야 합니다. 실내에서 음식을 조리할 땐 항상 환기를 시키는 것도 필요합니다. 미세먼지·황사 등 공기 질이 좋지 않을 땐 외출을 피해야 합니다.

규칙적인 호흡재활운동을 통해서 지구력과 호흡력을 길러야 합니다. 유산소 운동이 필수적이며 근력, 유연성 운동도 함께 병행하는 것이 좋습니다. 운동 강도는 심하게 숨이 차는 정도로는 하지 말고, 약간 숨찬 정도가 좋습니다.

최대 운동 강도의 약 60%로 하는 것을 권장합니다. 걷기, 자전거 타기, 수영 등이 가능하지만 물에 들어가면 수압 탓에 호흡곤란이 심해질 수 있습니다. 때문에 중증 폐 COPD 환자에겐 수영을 권하지 않습니다. 실내 자전거나 러닝머신을 이용한 운동도 좋습니다.

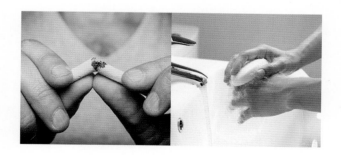

12.

COPD 등 폐질환에
침향(沈香)을 쓰는 이유

세계 3대 향(香) 치료 약물은 사향·침향·정향입니다. 이중 침향(沈香)은 실크로드를 통해서 중국에서 우리나라로 들어온 것으로 기록돼 있습니다. 조선시대에는 세종대왕이 애용한 것으로도 전해집니다.

침향은 인도와 동남아시아에 분포하는 팥꽃나무과에 속하는 나무에서 분비한 '수지'가 침착해 굳어진 부분을 말합니다. 이 수지로 인해 나무의 밀도가 높아져서 물에 가라앉고, 태우면 특유의 그윽하면서도 자극적이지 않은 시원한 향이 나서 '침향'이라고 부르는 것입니다.

수지란 나무가 상처를 입었을 때 각종 병원균의 감염으로 자신을 보호하기 위해 분비하는 액체 물질입니다. 사람으로 치면 상처에 난 진물입니다.

향으로 질병을 치료하는 침향은 호흡기 치료의 대표적인 약재 중 하나입니다. 폐 COPD, 코 질환, 기관지 천식 등을 개선하고 심장·혈관·콩팥을 다스리는데 많은 도움이 됩니다.

침향 등 약재를 바탕으로 한 치료제 '김씨 공심단'을 개발해 처방하고 있는 저희 영동한의원은 내방환자들에게 다음과 같이 침향의 호흡기 질환 치료 효과에 대해 안내해 주곤 합니다.

현재 우리나라에 유통되고 있는 침향은 물고기로 비유하자면 자연산과 양식으로 구분할 수 있습니다. 침향의 기원 종에 대한 논란을 차치해도 애초에 침향은 나무에 난 상처를 치유하기 위해 상처 부위에 모인 수지가 수백 년에서 수천 년에 걸쳐 응결된 귀한 덩어리입니다. 이런 자연산 침향은 엄청난 고가에 거래되며, 구하기도 힘듭니다.

베트남과 중국 등지에선 침향을 손쉽게 얻기 위해 인공적으로 나무에 상처를 낸 후 수지 분비를 촉진시킵니다. 또 침향 나무를 벌채해 땅 속에 묻어서 수지가 없는 부분을 썩힌 다음 수지가 많은 부분만을 채취하기도 하기도 합니다.

국내에는 이렇게 대량 생산된 침향이 비교적 저렴한 가격으로 수입돼 유통됩니다. 결국 침향은 품질·무게·등급에 따라 가격 차이가 클 수밖에 없습니다.

침향에는 치료 효능을 보이는 다양한 성분을 함유하고 있습니다. 대표적으로 △항암 효과가 있는 쿠쿠르비타신 △항산화물질인 베타−셀리넨 △신경안정 효과가 있는 델타−구아이엔 △항바이러스 효과가 있는 알파−불레젠 등입니다.

침향 성분은 뇌출혈과 심근경색 예방·개선에도 효과가 있는 것으로 알려졌습니다. 동의보감에 따르면 침향은 바이러스 등에 의한 감기와 염증 질환인 풍수(風水)·독종을 치료하고, 정신을 맑게 합니다. 또 냉풍에 따른 마비, 토하고 설사해서 배가 심하게 아픈 토사곽란, 쥐가 나는 증상을 낫게 합니다. 침향은 기가 위로 올라가는 것을 내려 주며, 신장을 따뜻하게 해서 양기를 보하는 효능이 있습니다.

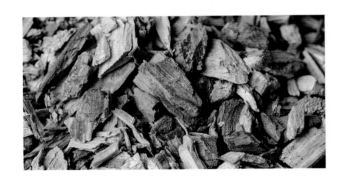

13.

침향을 김씨 공심단에 넣어 치료하는
영동한의원

영동한의원은 폐·심장 질환에 침향을 활용한 결과 많은 환자의 치료 효과를 확인했습니다. 특히 △만성 폐쇄성 폐질환(COPD) △폐섬유화증 △폐기종 등 난치성 폐질환 환자에게 침향과 사향이 첨가된 약을 함께 처방한 후 심폐기능이 크게 향상된 환자 사례가 보고되었습니다.

※침향의 다양한 치료 성분을 살펴보면 다음과 같습니다.
- 항암 효과가 있는 쿠쿠르비타신
- 항산화물질 베타–셀리넨
- 신경안정 효과가 있는 델타–구아이엔
- 항바이러스 효과가 있는 알파–불레젠

침향은 단독 처방의 경우 소음인에게 좋은 약입니다. 하지만 열이 많은 소양인에겐 쓰지 않는 것이 좋습니다. 반드시 한의원에서 한의사와 상담

후 복용하는 것이 바람직합니다.

침향은 복용 전 시향·촉미·조우 과정을 거칩니다. 시향은 침향의 향을 취하고, 촉미는 혀로 그 맛을 음미하며, 조우는 침향을 몸으로 맞아서 질병을 치유한다는 뜻입니다.

침향은 향으로 질병을 치료하며, 호흡기 치료의 대표적인 약입니다. 코 질환, 기관지 천식, COPD 등에 처방하고 심장·혈관·콩팥을 다스리는데 도움이 됩니다.

심폐기능 항진 한약인 김씨 공심단은 영동한의원에서 직접 개발했습니다. 김씨 공心단 공진단과 우황청심원 그리고 침향 등 고가약이 첨가된 칵테일 처방입니다. 폐 질환은 물론 심장병인 심근경색·협심증·부정맥에도 효과가 확인됐습니다.

폐섬유화증처럼 폐가 딱딱해져서 호흡 기능이 소실되는 것을 막고, 딱딱해진 폐는 탄력 있고 혈액이 충만토록 만들어서 산소 이용률을 높이는 효과가 큽니다. 즉 김씨 공心단은 숨쉬기 힘든 병, 순환기 병에 쓰임이 많습니다. 김씨 공心단의 복용법은 먼저 물로 입안을 적시고, 천천히 씹어서 목으로 넘기면 됩니다. 아침·저녁 공복에 복용하는 것이 약효가 가장 좋습니다.

정품 침향은 침향 나무에서 천연적으로 분비된 수지로서 성질은 온(溫)하고 독이 없습니다. 공진단은 침향·사향·목향을 쓰는데 이는 모두 약의 향(香)이 호흡기·소화기에 작용해서 효과를 나타냅니다.

침향은 종류와 산지가 다양하고, 진품을 사용하는 한의원을 선택해야 효과가 극대화 됩니다. 영동한의원은 COPD, 폐섬유화증, 폐기종 등 난치성 폐질환에 침향과 사향이 첨가된 김씨 공心단을 처방해서 심폐 기능 항진약으로 처방합니다.

김씨공心단은 기침·객담·호흡곤란·가슴통증 등 심폐 질환에 따른 심폐 기능을 회복시키는 항진약이며, 폐 면역 및 폐포 재생을 촉진합니다. 김씨공心단이 가격이 높은 이유는 이 비싼 침향이 많이 들어가 있기 때문입니다.

:: 78세 남성 폐 COPD 환자 A씨

헤비 스모커였던 제가 고통을 받다 고침을 받았습니다

A씨는 40세에 결핵에 걸려서 2년간 결핵약을 복용한 경험이 있었습니다. 약 7년 전부터 기침이 시작됐고, 매년 1~2회씩 갑자기 죽을 것 같이 숨 막힘이 발생해서 응급실로 이송됐습니다.

아침이면 가래가 많이 나오고, 가슴 압박감과 무기력증이 엄습해 왔습니다. 입맛이 없고 체중은 1년에 11kg이나 감소했습니다. A씨는 담배를 입에 물고 사는 헤비 스모커로서 20세부터 75세까지 하루에 담배 두 갑을 피웠습니다.

이 같은 영향으로 호흡곤란과 기침이 점차 심해졌고, 증상이 악화하면 스테로이드 흡입제를 처방 받아서 관리했습니다.

A씨의 부친도 헤비 스모커였으며, 해수천식으로 고생하다가 65세에 사망했습니다. A씨의 아들과 딸도 알레르기성 비염, 기관지 천식으로 치료하고 있습니다. 때문에 호흡기 질환의 유전도 다소 포함된 것으로 판단됩니다.

영동한의원에 고통스런 표정으로 찾아온 A씨를 칵테일 한방 복합 요법으로 치료를 시작했습니다. 아울러 한의원에서 진행하는 △심폐경락 레이저 △아로마 네블라이저 △코 점막 레이저 치료 △심폐 기능을 돕는 침·뜸 치료 등 호흡기 재활치료를 본격적으로 병행했습니다. 이 환자는 치료 개시 1년 만에 폐 COPD 증상이 소실됐고 밝게 웃으며 정상적인 삶을 살고 있다고 틈틈이 안부를 전하며 인사를 전해오고 있습니다.

비행기도 못타던 국제공인회계사 일본여성 K씨의 놀라운 치료효과

일본 공인회계사인 K씨는 폐 COPD 환자입니다. K씨는 학생 시절 미국 뉴욕에서 대학을 다녔는데, 알레르기로 고생한 적이 있었습니다. 이후 호흡곤란과 기침이 반복했습니다. 천식 발작이 수시로 발생해서 회사 근무가 힘들어졌습니다. 증상이 심할 때마다 병원치료로 버티다가 미국 출장 후 과로와 시차적응 실패로, 호흡발작이 발생해서 응급실로 실려 간 적도 여러번 있었습니다. 장거리 비행기 탑승은 중간에 발작이 일어날까 두려워 잘 타지 못한다고 했습니다.

K씨는 이후 두 달에 한 번씩 한국에 와서 2박3일 폐 COPD 전문병원인 저희 영동한의원에서 약물 칵테일 치료와 호흡기 재활치료를 받았습니다. 1년 동안 여러 차례 영동한의원을 방문해 치료 받은 결과 호흡곤란을 비롯해 기침, 가슴 압박감이 사라져서 치료를 중단했습니다.

K씨는 영동한의원 치료 전 혈액산소 포화도인 SPO2가 초진 시 78%로 낮았습니다. 하지만 영동한의원 칵테일 복합약물 복용 후 1년 만에 98%로 정상 범위에 진입했습니다. 생활의 질도 GRADE 3에서 9로 향상됐습니다.

K씨는 이제 "업무와 출장에 아무런 문제가 없다"고 말했습니다. 하지만 현재 일본도 코로나19가 심각한 상황입니다. 기저 질환이 있는 K씨는

코로나19 탓에 증상이 다시 악화될 것을 우려하길래 면역력이 중요함을 강조했습니다.

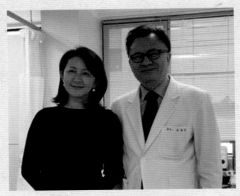
게이코씨와 함께 한 김남선 원장

기저 질환이 있거나 노약자들은 코로나19 예방을 위해 면역력을 키우는 것이 중요합니다. 이를 위해 호흡기 면역약인 김씨녹용영동탕과 심폐기능 항진약인 K-심폐단 3개월분을 항공으로 배송했습니다.

K씨 아들도 꽃가루 알레르기 때문에 봄·가을 환절기에 기침·가래·콧물·코막힘으로 힘들어해서 영동한의원의 소청룡탕 과립약을 약 6개월 복용했습니다. 그 결과 증상이 개선돼 일상을 힘들게 한 알레르기의 긴 터널에서 빠져 나올 수 있었다며 감사함을 전해왔습니다.

가깝지만 먼나라 일본, 그 일본인을 의술을 통해 치료해 주고 그 아들까지 관리해 주는 것은 큰 틀에서 민간외교를 하는 것이라 여겨져 보람이 컸습니다. 그녀는 매년 연하장을 통해 안부인사를 전해 옵니다.

다음 자료를 꼭 참고해 시청하세요!
동영상) 만성 호흡기 질환 폐 'COPD' 오해 & 진실 5가지

▶유튜브 : https://www.youtube.com/watch?v=hP8KK4pkhSs

▶콘텐츠 : https://blog.naver.com/drkns9557/221375491429

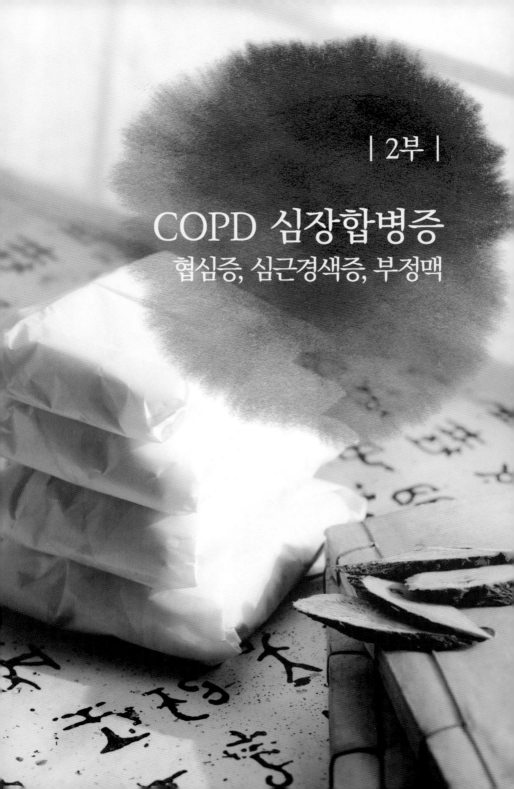

| 2부 |

COPD 심장합병증
협심증, 심근경색증, 부정맥

1.

또 다른 위협,
COPD 합병증을 경계한다

　만성 폐쇄성 폐질환(COPD) 환자의 약 50%가 심장병 합병증이 발생하는 것으로 보고됩니다. 이 때문에 환자들은 호흡곤란·기침·흉통을 호소합니다. 이런 이유로 COPD 같은 폐질환이 있으면 심장 건강을 함께 관리해야 치료 효과가 커지는 것을 발견하게 됩니다.

　점차 기온이 낮아지고, 날씨가 추워지면 고혈압, 중풍, 심장병 발병 위험이 높아집니다. 특히 협심증, 심근경색증 발작이 심하게 나타날 가능성이 높습니다. 기온이 낮아지면 피부뿐 아니라 혈관도 위축되기 때문에 뇌출혈, 심장마비 등의 사고가 자주 발생하는 것입니다.

　협심증이 심해지면 심근경색으로 발전하는 경우가 많습니다. 협심증과 심근경색은 심장에 피를 공급하는 관상동맥이 좁아지거나 막혀서 발생합니다. 혈액이 굳으면서 동맥이 완전히 막혀 버리면 심장 근육 일부가 죽습니다. 이 때문에 심장 펌프 기능이 고장 나고, 가슴 통증이 나타나는 것입니다.

심근경색증 환자는 급성 심장발작 또는 불규칙적인 발작이 나타납니다. 때로는 몇 번의 박동 후에 수축 운동을 멈추는 경우도 있습니다.

발작은 개인차가 크지만 일반적으로는 앞가슴 부분과 가슴뼈 하부에 갑자기 찔리는 듯한 심한 통증이 찾아옵니다. 가슴이 꽉 죄어지는 듯한 느낌의 '협심통'이 있습니다.

개인에 따라서 왼팔이나 등에서부터 어깨까지 통증이 방산되기도 합니다. 또 누군가에게 목을 졸려 죽을 것 같은 불안감에 시달리기도 합니다.

어떤 사람은 치통으로 생각될 만큼의 통증과 구역질, 구토를 동반하기도 합니다. 때문에 급성소화불량, 위통, 복통 등으로 잘못 판단되는 경우도 있습니다.

2.

호흡곤란을 일으키는
심장천식

　심장천식은 고혈압·관상동맥경화증·심근경색증·심장판막증·대동맥폐쇄부전 등에 이어서 발생하는 발작성의 호흡곤란을 말합니다.

　심장천식 초기에는 운동할 때만 증상이 발생하지만 야간 수면 중에도 발작적으로 나타나는 경우도 있습니다. 환자는 호흡곤란을 겪기 때문에 일어나 앉아서 등을 구부리고 호흡을 하는 경우가 많습니다. 이것을 기좌호흡(起坐呼吸)이라고 합니다. 앉아서 상반신을 앞으로 굽히지 않으면 호흡이 곤란한 상태입니다.

　심장천식은 심장 기능이 급성으로 부전증을 일으켰을 때 발작적으로 생기는 심한 호흡곤란입니다. 특히 왼쪽 심장이 급성으로 쇠약해졌을 때 발생할 수 있습니다. 또 심장 근육·판막 장애, 동맥경화, 고혈압이 있어도 발병할 수 있습니다.

　심장천식은 특히 중년 이후에 많이 발생합니다. 한방에선 효후(哮吼) 또는 효천(哮喘)에 해당하는 병입니다. 효후는 사나운 짐승이 으르렁 거리는 것을 뜻하고, 효천은 가래 끓는 소리가 나며 숨이 차는 증상을 말합니다. 효는 목소리에서 소리가 나는 것이고, 천은 호흡촉박을 의미합니다. 천식은 이 두가지 증상이 합쳐져 있기 때문에 효천이라고도 합니다.

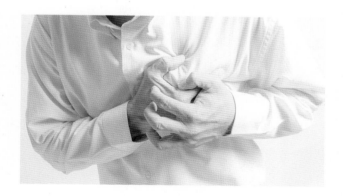

3.

심장천식 주요 증상

심장천식 환자들의 호흡곤란 증상은 갑자기 나타납니다. 주요 증상은 △호흡곤란 △허탈증상 △폐울혈 등입니다. 폐울혈은 폐의 염증성 충혈을 말합니다.

심장천식 증상은 한 밤 중에 생기기도 하며 과식·과음 시에도 호흡이 급해지고, 낮아질 수 있습니다. 심장천식 증상 특징은 크게 △호흡형 증상 △호흡곤란 증상으로 나눌 수 있습니다. 좀 더 자세히 설명하면 가슴과 배를 같이 들먹거리는 흉복식의 혼합형이며, 숨을 돌이키는 것이 잘 되지 않는 상태입니다. 아울러 기관지 천식은 내쉬는 숨이 어려운 상태고, 심장천식은 들숨이 어려운 상태입니다.

호흡곤란 증상은 몇 분에서 몇 시간 지속되는 경우도 있습니다. 이런 경우는 매우 위험한 상태입니다. 빠른 회복을 위해 내관혈과 엄지와 검지 사이에 있는 합곡, 족삼리혈을 만져주면 한결 나아집니다. 또 허탈상태가 나타나는 환자는 안면이 창백해지고 식은땀을 흘리며, 맥박상태는 약하고 빠릅니다.

폐울혈 증상을 보이는 경우 처음에는 헛기침이 나옵니다. 가래(담)는 끈적한 점액성이지만 겨울에는 폐수종을 일으키기 때문에 가래가 물처럼 묽어져서 거품이 있고 분홍색을 띱니다. 또 얼굴·목·가슴 부위의 정맥에도 울혈이 일어나 푸른 핏줄이 보입니다.

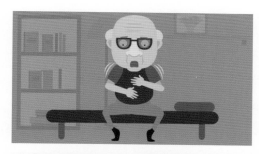

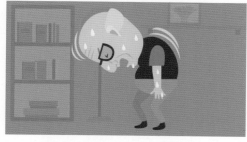

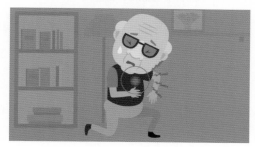

4.

'공진단'과 영동한의원
'공심단'의 차이

공진단은 원나라 위역림이 5대째 가문에 내려온 처방을 근거로 편찬한 '세의득효방'에서 유래한 보약을 말합니다. 대대로 중국 황실에 진상돼 '황제의 보약'이라는 별칭을 갖고 있습니다.

공진단은 한국에서도 오랜 기간 사용됐습니다. 동의보감에 "체질이 선천적으로 허약한 사람도 원기를 튼튼히 해줘서 신수를 오르게 하고, 심화를 내리게 하므로 백병이 생기지 않는다"고 기록돼 있을 정도로 효능이 우수합니다.

특히 공진단 효능이 다양한 논문을 통해 검증되고 있습니다. 이 중에서도 공심단은 사향, 녹용, 침향(러시아산), 우황(국산) 그리고 피를 맑게 하고 심장혈관을 강화시키는 금을 추가로 첨가해 정력강화 효과와 더불어 여성호르몬, 남성호르몬의 생성 효과를 극대화시켰습니다.

특히 남성의 조루증, 발기부전에 탁월한 효과가 있습니다. 많은 사람들이 비아그라를 정력제라고 오해를 하고 있습니다. 그러나 의학적으로 비아그라는 정력제가 아니라 발기강제약입니다. 비아그라는 음경혈관을 일시적으로 확장시키고 음경 정액혈이 바로 빠져 나가지 못하게 해서 발기부전에 일시적으로 도움을 주는 약입니다.

한방에서는 정액을 정(精)이라고 합니다. 인체에서 없어서는 안 될 에너지, 즉 스테미너의 근원을 말합니다. 정을 만드는 것이 바로 공심단입니다. 사향과 침향은 보명문 효과로 생명의 근원인 정을 만드는 기능을 돕습니다.

공심단으로 꾸준히 정을 만들면서 충분한 정이 뒷받침 돼야 자신의 몸도 보호하고 행복한 부부관계에 도움을 줍니다. 영동한의원 공심단은 일일이 수작업으로 제조되며, 재료의 특성상 월 30세트 밖에 만들지 못합니다. 일부 업체에서 시중에서 판매하는 공진단을 저가로 판매하는 경우가 있는데 대부분 불법 유통된 사향을 사용하는 경우가 많습니다.

이런 공진단은 장기간 복용 시 오히려 건강에 악영향을 미칠 수도 있어서 반드시 전문 한의원에서 한의사가 직접 제조한 것인지 꼼꼼히 살펴보고 구매해야 합니다.

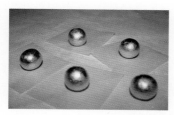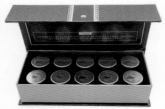

김씨공心단 60환 1달분 300만원

5.

폐 COPD와 심장 합병증인
협심증, 심근경색, 부정맥 등에 효과있는
맞춤K-심폐단

맞춤K-심폐단도 현대인이 걸리기 쉬운 질환,폐COPD와 심장합병증의 치료와 예방 목적으로 개인 각각의 병증과 체질에 맞게 처방되었습니다.

공진단의 기본약재에 침향,우황등 심폐에 좋은 약재를 첨가한 心肺환자 맞춤처방입니다.

K-心肺丹은 심폐호르몬 분비를 촉진하고 심폐를 활성화 시키며 심폐 기능을 빠르게 회복시켜 줍니다.

또한 K-심폐단은 강심 보심 보폐작용을 통해폐는 물론 기관지천식,기관지확장증 등에 그 효과가 뚜렸하고 협심증 심근경색증 부정맥 등 폐 COPD 합병증에도 그 치료효과가 탁월합니다.

심폐질환 이외에도 신경쇠약,우울증 남성임포,여성갱년기장에 신허증 간약증,간허증,간기능쇠약 등에 효능을 보입니다.

지난 10년동안 폐질환은 물론이고 심장질환 천식 등 난치병을 앓고 있는 환자중 K-심폐단을 복용한 400명을 대상으로 조사한 결과 93.5%라는 높은 치료율을 보인 우수한 약입니다.

특히 폐COPD 전문병원인 영동한의원 "맞춤K-심폐단"은 사향,침향을 비롯해 녹용 산수유 당귀 우황 등 초고가의 약재가 다양하게 처방이 구성되었습니다. 여기에 심혈관치료에 특효가있는 공심단 우황청심원이 더해진 현대인에 맞게 조재된 칵테일 처방입니다.

K-심폐단에 코팅된 99.9% 순금박은 COPD환자에게 동반되는 심장합병증인 협심증 심근경색증 부정맥 치료 하는 효과와 더불어 강심 강혈관 작용과 함께 우리 몸에 축적된 중그속을 빨리 체외로 배출시켜 폐를 맑게 하는 청폐 작용을 하는 청폐(清肺) 성분이 함유되어 치료 효과가 극대화 합니다. 하지만, K-심폐단이 너무 고가약이라는 점입니다. 하루 아침 저녁 2환 총 200환, 백일분에 2000만원이나 들어 갑니다.

6.

심장합병증의
예방과 생활관리

심장 문제를 개선하기 위한 첫 번째 예방책은 정신적인 스트레스를 피하는 것입니다. 현대에 발생하는 질병 중 상당수는 대개 심리적 요인, 즉 스트레스가 단초를 제공합니다.

둘째, 일상생활의 습관 중 하나는 따뜻한 물에 몸을 담그는 목욕입니다. 반신욕, 족욕 등도 유익합니다. 목욕은 혈액순환을 도와 심장 기능을 회복시킵니다.

셋째, 과음을 피해야 합니다. 협심증이나 심근경색증은 특히 과음을 하면 심장박동이 빨라지며 발작을 일으키기 쉽습니다. 흡연 역시 심장에 많이 해롭습니다. 담배는 혈압을 상승시켜서 심장에 많은 부담을 주기 때문에 스트레스만큼 동맥경화를 촉진합니다.

마지막으로 과식을 피해야 합니다. 과식으로 심장에 부담을 주면 발작을 일으킬 수 있습니다. 지방의 과다섭취도 심장 문제의 원인입니다.

7.

환절기 심뇌혈관 질환 예방 위한 고혈압 식사관리

　고혈압의 종류는 크게 유전·체질적인 고혈압과 신장병, 신동맥(떡화) 협착, 내분비이상 등 질병으로 발생하는 2차성 고혈압이 있습니다.

　고혈압은 근본적으로 내과치료와 함께 과식에 의한 칼로리 과다섭취를 주의해야 합니다. 칼로리가 높은 지방류와 입에 맞는 당분은 과잉 섭취하기 쉬우므로 비만인 사람은 특히 주의해야 합니다.

　지방류 중에선 포화지방산이 많은 동물성 지방은 피하고 불포화지방산을 많이 함유된 식물성 유지를 섭취하도록 합니다. 동물성 지방 중에서도 어패류의 지방은 불포화지방산이 많지만 과식하면 안 됩니다.

　단백질도 동물성보다는 식물성을 많이 섭취하는 게 좋습니다. 구체적으로는 콩 등의 두류와 그 제품인 두부를 먹으면 됩니다.

　특히 소금의 하루 섭취량은 7g을 넘지 않도록 해야 합니다. 우리나라에선 소금 과잉 섭취가 고혈압 증가의 주요 원인입니다.

　신선한 채소, 특히 녹황색 채소를 충분히 섭취하고 단맛이 많은 과일은 칼로리가 많은 식품이므로 과잉 섭취하지 않도록 해야 합니다. 아울러 다시마, 미역, 녹미채 등 해조류는 소량씩이라도 매일 먹는 것이 좋습니다. 다만, 다시마는 소금 성분이 많으므로 주의해야 합니다.

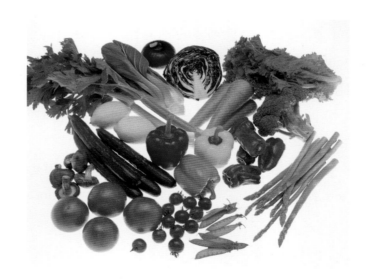

8.

고혈압에 좋은 음식

고혈압에 좋은 음식을 잘 찾아 섭취하는 것도 건강에 큰 보탬이 됩니다. 한방에서 인정하는 고혈압에 좋은 음식 6가지를 차례로 소개하니 이를 잘 챙겨 드시는 것도 고혈압 예방 및 치료에 도움을 받을 수 있습니다.

① 결명자

허브차의 원료이기도 한 결명자는 약리학적으로 혈압을 낮추는 강압작용이 인정되고 있습니다. 결명자를 달일 때는 시간을 두고 겉껍질이 깨져서 내용물이 나와 짙은 홍갈색이 될 때까지 충분히 달이면 효과가 좋습니다.

평소 결명자차를 마시면 혈압 완화 및 이뇨작용에도 도움이 됩니다. 삼백초와 다시마를 첨가해도 좋습니다. 중국의 「식물중약여편방」에는 수박껍질 말린 것 9~12g과 결명자 9g을 달여 차 대신 마시면 좋다고 쓰여 있습니다.

② 감

감은 신체 열을 내리는 작용이 있습니다. 날것으로 먹어도 고혈압과 동맥경화에 좋은 과일입니다. 땡감일 때 딴 덜 익은 감은 고혈압과 뇌졸중에 좋은 민간 약으로서 예부터 널리 이용됐습니다. 고서 「식물중약여편방」에는 고혈압으로 뇌졸중 위험이 있을 때 구급용으로서 땡감을 우유와 함께 마시면 좋다고 쓰여 있습니다.

감잎으로 만든 감차와 구기자잎으로 만든 구기자차를 함께 달여 먹는 것도 도움이 됩니다. 감잎에는 비타민 C가 많이 함유돼 있고, 부신 기능을 높이는 작용도 있습니다. 아울러 심장병과 동맥경화 예방에 효과가 있습니다. 푸른 감잎을 씻어서 물기를 없애 가늘게 썬 것을 쪄서 그늘에서 말려 건조시킨 것이 감잎차입니다.

③ 구기자

구기자는 자양강장약으로 알려져 있습니다. 이와 함께 혈압강하 작용도 있습니다. 하루에 구기자 15~20g을 달여서 차 대신 마시면 좋습니다. 구기자 잎을 끓는 물에 살짝 담갔다가 줄기를 썰어 햇볕에 말려 만듭니다. 구기자는 술을 만들어 마셔도 됩니다. 구기자술을 만들려면 우선 구기자 약 200g과 단맛을 내는 정제당 200g을 병에 담고 백주나 소주 1.8 리터를 넣어 밀봉해 시원하고 어두운 곳에 둡니다. 약 1개월 후 천으로 걸러 다른 병에 옮겨 담으면 됩니다. 구기자술은 성인병 예방, 노화방지, 당뇨병·동맥경화 예방 및 치료에도 유용합니다.

④ 다시마

해조류를 많이 섭취하는 어촌에는 뇌졸중이 거의 발생하지 않는다는 보고가 있습니다. 해조류에는 고혈압과 동맥경화를 예방하는 효능이 함유돼 있기 때문입니다. 다시마에는 요오드·칼륨이 많이 함유돼 있고, 섬유질이 풍부해서 대사촉진 작용과 이뇨작용을 돕습니다. 때문에 동맥경화 예방에도 좋습니다. 다시마는 가늘게 썰어서 더운 물을 부어 즉석에서 국을 만들어 먹기도 하며, 다시마 물을 만들어 먹어도 괜찮습니다.

⑤ 바나나

바나나도 우수한 혈압 완화제입니다. 고혈압, 동맥경화, 관상동맥경화증이 있는 사람에게 좋은 과일입니다.

⑥ 산사나무

산사나무는 소화제로서 육류를 섭취한 후 소화불량에 효과가 우수합니다. 아울러 혈압강하 작용과 혈중 콜레스테롤 수치를 낮추는데도 효과적입니다. 이 같은 산사나무의 기능은 동물실험과 임상시험에서도 증명되고 있습니다. 산사나무는 그대로 먹어도 좋으며, 중국에선 꼬챙이에 꿰어 꿀을 발라 판매하기도 합니다. 산사나무를 가공한 산사편이라는 과자도 있습니다.

:: 67세 여성 환자 K씨

"숨쉬기 힘든 심근경색으로 전신이 무기력했어요"

67세 여성 환자 K씨가 아침마다 심한 기침 때문에 힘들다고 찾아왔습니다. 맑고 투명한 가래도 동반돼서 고생을 하고 있었습니다. 전신무력증으로 만사가 귀찮다고 했습니다.

K씨는 키가 176cm로 여성으로선 아주 큰 장신이었습니다. 하지만 체중이 약 45kg에 그쳐서 그저 뼈만 남은 상태였습니다. 제가 보기에도 민망할 정도로 말라 있었으니 그 증세가 얼마나 심한지 미루어 짐작할 수 있었습니다.

그분은 수시로 앞가슴 부분과 가슴뼈 하부에 찔리는 듯한 통증이 찾아오고, 가슴이 조여 오는 협심증이 있다고 했습니다. 왼팔과 어깨의 방산통도 호소했습니다.

간혹 누군가에게 목을 졸려 죽을 것 같은 불안감에 시달리기도 했다고 했습니다. 처음엔 협심증을 치료했지만 차츰 심근경색으로 발전한 사례였습니다.

영동한의원에서 만난 K씨를 상세하게 진단 후 우선 김씨공심단을 처방했습니다. 김씨공심단은 영동한의원 고유의 처방으로 공진단에 우황청심원과 침향이 들어간 복합약물입니다.

그 결과 1일 2회 복용으로 한 달 만에 심장 통증이 사라지고 두 달 만에 기침과 발작이 사라졌습니다. K씨는 전신무력증도 자연스럽게 없어졌다고 했습니다. 6개월 후 더 이상 투약이 필요 없다고 느낄 만큼 증상이 호전됐습니다. 너무나 신기해 하며 기뻐하는 그녀를 바라보며 저 역시 큰 보람을 맛보았습니다. 영동한의원이 자신있게 처방하는 복합칵테일요법의 두 기둥인 김씨녹용영동탕과 김씨공심단의 효능은 다음과 같습니다.

* 김씨녹용영동탕은 코·호흡기 치료에 효과적인 소청룡탕(小靑龍湯)을 기본으로, 신이화·금은화·홍화자·녹용·녹각교 등 35가지의 약초를 추가합니다. 또한 판토크린 성분이 함유된 녹용이 첨가돼 기관지·폐 등 호흡기 면역력 증강, 폐포 재생 효과를 보여 COPD를 치료합니다. 증상이 심한 COPD는 1년 정도 복용해야 치료되고 숨찬 증상, 가래, 기침이 사라져도 6개월 이상 더 복용하는 것이 근본적인 치료의 열쇠입니다.

* 김씨공심단은 심장 강화와 심혈관을 강화하는 한약재인 사향·침향·우황·산수유·당귀 등의 한약재를 가감해 약효를 높였습니다. 폐가 약해지면서 깨진 오장육부의 균형을 맞춰주면서, 폐 면역력 회복을 간접적으로 지원하는 역할을 합니다.

:: 58세 남성 L씨와 78세 여성 환자 A씨

심근경색, 고혈압, 관상동맥 경화증, 호흡곤란이 심장합병증 증상

앞에서 소개한 K씨와 비슷한 증상을 호소한 58세 남성 L씨도 협심증으로 영동한의원을 내원했습니다. 수시로 가슴이 조여 오고 식은땀, 소화불량, 어깨통, 기침, 숨찬 증상이 있다고 했습니다. L씨는 병원에서 천식성 협심증 진단을 받았다고 했습니다.

이미 K씨를 통해 김씨공심단 효과를 본터라 자신있게 L씨에게도 심장과 폐를 동시에 잡아주는 김씨공심단을 처방했습니다. 김씨공심단 6개월 복용으로 천식, 기침, 숨찬증상, 가슴통증이 사라졌고, 전신피로감이 개선돼 건강을 회복했습니다.

78세 여성 환자 A씨도 비슷한 사례입니다. 심근경색과 고혈압, 관상동맥 경화증으로 고생하고 있었습니다. 게다가 호흡곤란이 자주 발생하고, 밤에도 수시로 숨이 안 쉬어져서 잠이 깰 정도였습니다.

건조한 기침과 거품가래가 있었고 체중감소·무기력증으로 생활의 질이 현격히 나빠진 상태였습니다. 증상이 너무 심해 김씨녹용영동탕과 김씨공심단을 동시에 처방했습니다.

그 결과 한 달 후부터 숨찬 증상과 기침이 줄고 밤에 숙면을 취할 수 있게 됐습니다. 두 달 뒤부터는 입맛이 살아나면서 체중도 2kg이나 증가했습니다.

이상 살펴본 환자들의 심근경색은 아침운동을 피하고, 보온에 힘쓰며, 과로·과식·수면부족이 발생하지 않게 관리하는 것이 매우 중요합니다.

| 3부 |

폐기종

1.

부풀어진 공기주머니가
만드는 질환, 폐기종

폐기종은 폐 안에 커다란 공기주머니가 생긴 것입니다. 건강한 사람의 폐는 고무풍선처럼 늘었다가 줄어드는 것을 반복하며 숨쉬기 운동을 합니다.

하지만 폐기종 환자는 폐 속 공기주머니 때문에 부풀어서 제대로 된 기능을 하지 못합니다.

폐기종은 질병명이라기보다 병리학적인 용어입니다. 양의학에선 '만성적이며 비가역적인 기류 폐쇄를 특징으로 하는 폐질환군'으로 분류합니다.

폐의 내부에는 기관지·동맥·정맥이 있습니다. 관지의 끝 부분에는 폐포라는 작은 주머니가 많이 달려 있습니다. 이 폐포가 수축했다가 확장하면서 공기 중의 산소와 이산화탄소 교환이 발생합니다.

포도송이 모양의 아주 작은 주머니인 폐포는 양쪽 폐에 약 3억 개씩 있습니다. 모든 폐포를 펼친 표면적은 한 사람 피부면적의 30~40배에 이를 정도입니다.

폐포 속은 고무풍선처럼 비어 있어서 공기가 들락거릴 수 있습니다. 폐포의 가장 중요한 기능은 산소와 이산화탄소를 교환하는 것입니다.

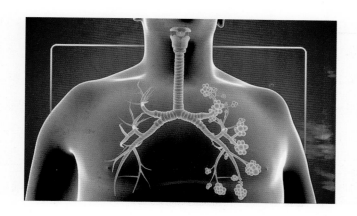

2.

폐포가 손상된
폐기종의 원인

건강한 사람의 폐는 탄력이 있습니다. 숨을 쉴 때 부풀었다가 다시 줄어듭니다. 이런 과정이 반복하면서 숨쉬기 운동을 하는 것입니다.

그러나 폐기종이 발병하면 많은 폐포 사이사이의 벽들이 손상돼 탄성을 잃습니다. 이런 과정이 악화하면 폐포가 계속 확장돼 있는 상태가 유지되면서 폐가 제 기능을 못하게 됩니다. 폐포가 계속 부풀어 있는 것입니다.

폐기종이 있으면 폐포가 점차 손상되고 확장해서 폐가 많이 팽창됩니다. 폐포가 수축하지 않기 때문에 폐에 들어온 공기가 배출되지 않는 것이 원인입니다. 증상이 악화하면 폐포는 지속적으로 커져서 큰 주머니로 변합니다. 횡격막까지 눌러서 호흡곤란이 더 힘들어지는 경우도 발생합니다.

폐기종 발병에 가장 많은 영향을 주는 핵심적인 원인은 바로 흡연입니다. 관련 연구들에 따르면 20년 이상 흡연한 50·60대에서 폐기종이 많이 발병합니다. 간접흡연도 안심할 순 없습니다.

이와 함께 직업적으로 대기오염과 유독가스에 많이 노출되는 광부, 건설노동자, 금속 관련 노동자들에게 많이 나타납니다. 아울러 20~30년 정도 흡연한 50~60대에서도 많이 발병합니다.

폐기종은 기관지염이나 천식이 반복될 경우 만성적인 기침으로 분비물이 기관지 안에 쌓이면서 폐가 탄력성을 잃어 발생할 수도 있습니다. 점차 심해지는 미세먼지도 폐기종 발병에 영향을 줍니다. 이외에도 폐기종은 기관지염·천식 같은 호흡기 질환이 만성화 되면 염증 분비물이 기관지 안에 축적하고, 폐가 탄력을 잃어서 나타날 수 있습니다.

호흡기 감염이 있으면 병의 진행속도가 빨라질 수 있어서 폐기종을 앓는 환자는 다른 호흡기 질환에 특히 유의해야 합니다.

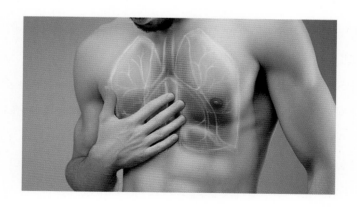

3.

증상으로 살펴본
폐기종

폐기종이 움트면 나타나는 증상이 있습니다. 대표적으로 기침·가래·호흡곤란입니다. 이중에서도 폐기종의 주요 증상은 만성적인 기침과 가래입니다. 폐기종 환자는 폐 수축 운동이 원활하지 못하기 때문에 전반적으로는 마르고 힘이 없어 보이며, 영양 상태가 안 좋습니다.

특히 근육이 많이 감소합니다. 또 혈액으로 산소가 충분히 공급되지 못해 얼굴색과 입술이 창백해지는 청색증이 나타나기도 합니다. 이는 모두 COPD와 비슷한 증상입니다.

아울러 호흡곤란을 살펴보면 폐기종 초기에는 운동을 할 때만 숨쉬기가 힘듭니다. 그러나 폐기종이 점차 진행하면 운동을 하지 않는 평소에도 호흡곤란이 나타납니다.

폐기종 때문에 호흡곤란이 점차 심해지면 움직이지 않게 됩니다. 활동성이기 때문에 근력이 약해지고 체중이 줄어드는 것도 폐기종 증상 특징 중 하나입니다. 폐기종이 지속하면 숨 쉴 때 쌕쌕거리는 천명음이나 흉부 압박감도 호소합니다.

폐기종에 따른 호흡곤란이 부른 증상 중 하나가 청색증입니다. 폐포 기능이 낮아지면 산소가 혈액에 충분히 공급되지 못합니다. 이런 이유로 얼굴색과 입술이 창백해지는 청색증을 보일 수 있습니다.

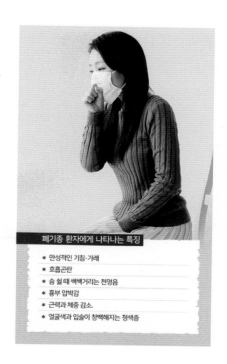

폐기종 환자에게 나타나는 특징

* 만성적인 기침·가래
* 호흡곤란
* 숨 쉴 때 쌕쌕거리는 천명음
* 흉부 압박감
* 근력과 체중 감소
* 얼굴색과 입술이 창백해지는 청색증

4.

폐기종의 예방과
생활관리

폐기종이 발생하면 폐 COPD처럼 건강한 폐로 다시 되돌아가기 힘듭니다. 폐 기능이 악화되는 것을 막아서 병이 악화되지 않게 잡아두거나 진행 속도를 늦추는 것이 최선의 방법입니다.

이처럼 폐기종은 돌이킬 수 없는 질환이어서 미리 예방하는 것이 중요합니다. 이를 위해 우선 주요 위험 요인인 담배를 당장 끊어야 합니다. 금연은 폐기종 등 폐 질환의 예방과 진행을 감소시키는 가장 효과적인 방법입니다. 간접흡연도 마찬가지입니다.

아울러 유해물질·미세먼지 등 호흡기를 자극하는 이물질에 노출되는 것을 줄여야 합니다. 미세먼지 농도가 높거나 유해물질이 많은 곳에서 작업하는 직업군은 마스크를 착용하는 것이 바람직합니다.

폐기종 같은 호흡기 질환자들은 감기·독감 같은 호흡기 감염병에 걸리면 발병하면 치명적일 수 있습니다. 때문에 매년 거르지 말고 독감(인플루엔자) 예방접종을 하는 것을 잊지 말아야 합니다.

금연은 폐 질환의 예방과 진행을 감소시키는 가장 효과적인 방법입니다. 금연을 해도 이미 떨어진 폐 기능을 정상 수준으로 회복시키는 것은 불가능합니다. 하지만 폐 기능이 급속히 악화되는 것을 예방할 순 있습니다.

흡연자는 니코틴 대체요법이나 약물 치료를 통해서라도 금연을 위한 적극적인 노력을 해야합니다.

하루에 약 30분, 주 3회 정도 걷기 같은 유산소 운동을 꾸준히 해서 폐 기능을 강화하는 것도 기억해야 합니다.

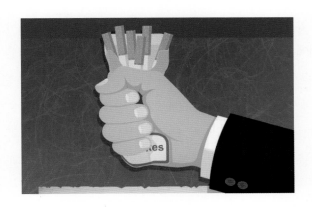

5.

폐기종의
3가지 치료법

폐기종의 치료법은 크게 △산소요법 △호흡 재활치료 △수술요법 등이 있습니다.

산소요법은 저산소증을 보이는 고도 중증 환자에게 적용됩니다. 하루 15시간 이상 사용하면 생존율이 증가하는 것으로 확인됐습니다.

발병 시에는 폐 기능을 강화하는 청폐 한약을 통해 면역력을 증진시키고, 폐를 손상시키는 감기·폐렴 등에 걸리지 않도록 예방해야 합니다.

한의학에서 폐기종은 폐창증(肺脹證), 천증(喘證)의 범주에 속합니다. 폐(肺)는 기를 주관하는데 호기(呼氣)를 담당하고, 신(腎)은 기의 근원으로 흡기(吸氣)를 담당합니다. 때문에 폐신(肺腎)은 기의 출납에 관여 한다고 봅니다.

만약 폐허(肺虛)로 인해 기를 주관하는 기능이 떨어지거나 신허(腎虛)해서 납기(納氣)하는 기능이 약해지면, 기가 상부로 역상해서 호흡곤란 같은 증상이 발생합니다.

신음(腎陰)이 쇠약해 불능화수(不能化水)하면 수기(水氣)가 심폐(心肺)로 침범해 천해(喘咳), 심계(心悸) 등의 증상이 나타난다고 문헌에 기록돼 있습니다.

이처럼 폐기종은 폐신(肺腎)의 기능부족으로 폐기(肺氣)를 청숙하강하는 생리기능의 장애에 기인합니다. 때문에 폐신에 중점을 두고 치료합니다. 폐기가 허할 땐 익기정천((益氣定喘), 신이 허 할 땐 보신양(補腎陽) 또는 보신음(補腎陰)을 해야 합니다.

또 체력을 증강시키고 적당한 호흡훈련을 병행하면 증상 완화에 더욱 효과가 좋습니다. 폐기종을 포함한 여러 폐질환은 폐포의 파괴로 돌이킬 수 없는 기류 제한이 발생한다는 특성이 있습니다. 이런 이유로 완치보다 폐 기능 악화를 억제하고, 증상 조절 및 운동능력 보전으로 삶의 질을 개선하는데 치료의 의의가 있습니다.

약물치료는 주로 증상 혹은 합병증을 감소시키는 목적으로 사용합니다. 현존하는 어떤 치료 약제도 폐 기능을 장기적으로 개선하지 못합니다.

한방에선 호흡곤란을 호전시키는 요법으로 소청룡탕(小靑龍湯)을 처방합니다. 영동한의원은 그동안의 임상시험을 바탕으로 '김씨 영동탕'이 폐기종에도 우수한 효과가 있는 것이 수차례 입증돼 이를 자신있게 권해 드리고 있습니다.

| 4부 |

폐섬유화증

1.

확실한 치료법이 없는
폐섬유화증

　폐섬유화증은 만성적으로 진행되는 간질성 폐질환의 하나입니다. 병의 경과가 좋지 않고 증명된 치료법이 없는 질환이어서 환자를 힘들게 합니다.

　흔히 흡연 경력이 있는 중년에 발병해서 서서히 호흡곤란을 일으킵니다. 증상이 점차 악화되다가 결국 저산소증 또는 심근경색으로 사망하게 됩니다.

　폐섬유화증은 간질성 폐질환(ILD) 중 원인이 불명확한 특발성 간질성 폐질환(IIP)의 60~70%를 차지합니다. 이 중에서도 특발성 폐섬유화증(IPF)은 진단 후 5년 생존율이 약 40%에 그칩니다. 10년 생존율은 더 낮아서 15%에 머무는 무서운 폐 질환입니다.

　보통 폐의 조직검사 결과를 판독해서 벌집모양(honeycombing)과 일정하지 않은 모양(heterogenicity) 등이 나올 때 폐섬유화증으로 진단합니다.

　폐 조직이 점차 굳어서 심각한 호흡장애를 일으키는 질환이 폐섬유화증입니다. 다양한 원인이 폐에 염증을 일으키고, 이 염증이 치료되는 과정에서 폐의 섬유세포가 증식해서 서서히 딱딱해지는 섬유화 현상이 반복되는 것입니다.

폐의 섬유화가 진행되면 폐 벽이 두꺼워져서 혈액에 공급되는 산소량이 줄어듭니다. 공기 중 산소와 이산화탄소 교환 기능도 떨어집니다. 결국 환자는 점차 숨 쉬는 것을 힘들어 합니다.

폐섬유화증은 만성적으로 진행하는 간질성 폐질환 중 하나입니다. 간질성 폐 질환은 폐의 간질을 침범하는 비종양성·비감염성 질환을 통칭합니다. 폐의 간질은 폐에서 산소 교환이 일어나는 허파꽈리(폐포)의 벽을 구성하는 조직입니다.

폐 기능을 떨어뜨리기 때문에 환자마다 진행 속도에 차이가 있습니다. 차츰 숨이 가빠지고 호흡이 어려워질 우려가 있습니다.

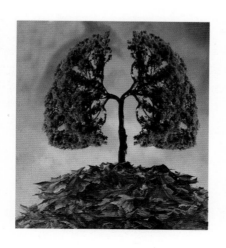

2.

진단 초기에 적극적으로
치료하지 않으면 위험

폐섬유화증은 생명유지에 중요한 호흡이 병증으로 이상 증상을 보이고 심화되면 생명까지도 위험한 상황이 올 수 있습니다. 폐섬유화증을 중증 질환으로 분류하는 이유입니다. 때문에 폐섬유화증은 진단 초기에 적극적으로 치료하는 것이 매우 중요합니다.

사람의 폐는 크기가 큰 장기입니다. 부피 뿐 아니라 폐포의 개수도 수억 개에 달할 정도로 많습니다. 폐의 일부가 손상되고, 섬유화 진행이 있다고 해서 호흡에 크게 이상 반응이 나타나는 것은 아닙니다.

그러나 폐섬유화증이 진행된 부분의 폐 조직은 다시 회복이 불가능합니다. 섬유화 범위는 점점 넓어지며, 폐의 기능을 떨어뜨립니다.

폐섬유화증이 일으키는 첫 번째 건강 문제는 폐가 점차 딱딱해져서 호흡이 힘들어지는 것입니다. 이와 함께 다양한 합병증도 불러서 사망 위험이 증가합니다.

폐섬유화증에 따른 호흡곤란이 악화하면 신체 산소공급이 부족해집니다. 이 때문에 저산소증이나 심근경색증 같은 심장질환으로 사망할 수 있는 것입니다. 폐렴·폐색전증 같은 폐질환도 폐섬유화증 환자의 사망과 관련 있습니다.

폐섬유화증 환자의 호흡곤란 사망률은 약 40%, 심장질환에 따른 사망률은 약 30%로 보고되고 있습니다.

3.

폐섬유화증을 일으키는
원인과 증상

폐섬유화증을 일으키는 원인은 아직 정확하게 밝혀지지 않고 있습니다. 가족력 등 유전적인 요인이 있는 사람이 특별한 자극에 지속적으로 노출하면 발생하는 것으로 추측합니다.

폐섬유화증 발병에 영향을 미치는 주요 자극요인은 △담배 △오염된 공기 △바이러스 등입니다. 특히 흡연 기간이 길면 폐섬유화증 발병의 도화선이 됩니다. 때문에 오랫동안 흡연한 50세 이상에서 발병 위험이 높습니다.

이 때 환경·바이러스·유전 등의 다양한 인자가 중요한 역할을 하는 것으로 추측합니다. 특히 흡연은 이 중에서도 중요한 발병인자로 여겨지고 있습니다. 흡연자의 폐섬유화증 발병률이 높다는 사실이 이를 뒷받침합니다.

폐섬유화증 주요 증상은 호흡곤란, 기침입니다. 아울러 저산소증으로 입술 주변이 파랗게 질리는 청색증, 만성적인 저산소증으로 손가락 끝이 둥글게 되는 곤봉지 등이 나타납니다. 폐 섬유화가 진행될수록 이런 증상들이 심해지며, 만성적인 호흡곤란과 저산소증을 겪습니다.

　폐섬유화증의 진행 속도는 환자마다 차이가 있습니다. 몇 년 내 사망하는 좋지 못한 예후도 있지만 많이 진행된 상태에서 진단돼도 수년에서 수십 년 이상 진행이 크지 않은 상태로 잘 관리되는 경우도 있습니다.

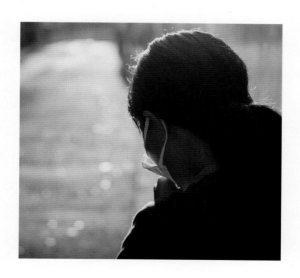

4.

폐섬유화증 환자의
생활 관리

　폐섬유화증으로 섬유화 된 조직은 양·한방 모든 치료법을 동원해도 '완치'되지 않습니다. 치료를 통해 병의 진행을 늦추거나 줄이는 것이 최선입니다. 아울러 기침·가래 등의 증상을 개선하고 폐활량을 늘려서 일상생활의 불편함을 최소화해야 합니다.

　폐섬유화증에 특별히 좋다고 알려진 음식이나 생활요법은 없습니다. 병이 진행되면 서서히 소화력이 떨어지고 입맛이 줄어들기 때문에 이를 보완하기 위해 평소 식단에 양질의 영양을 섭취토록 신경을 쓰는 것이 좋습니다.

　이 때 자극적인 음식이나 화학조미료로 맛을 낸 식품 섭취는 삼갑니다. 소화가 어려우면 식사를 여러 차례 나눠서 하는 것도 방법입니다. 아울러 신체에 무리를 주지 않는 유산소 운동을 습관화 하는 것이 도움이 됩니다.

　소화관과 달리 폐는 들어가는 길은 있지만 나가는 길은 없다고 말합니다. 폐로 유입되는 것들의 관리가 매우 중요한 이유입니다.

폐섬유화증을 예방하거나 증상을 멈추려면 우선 절대 금연해야 합니다. 또 대기오염이 심하거나 유해물질 많은 곳에서 작업할 때 마스크를 착용합니다. 실내 공기는 잘 환기시키고 걷기 등 꾸준한 유산소 운동을 병행하는 것이 좋습니다.

흡연, 환경 오염원 등 폐 손상 위험 요소들은 가장 먼저 주의해야 합니다. 환자가 호흡 할 공기의 상태가 맑아야 하기 때문에 평소 충분한 실내 환기와 청결 유지가 필요합니다.

공공장소를 이용할 땐 마스크를 착용하는 등 감염에 주의해야 합니다. 감염 질환 예방을 위해 필요한 예방접종을 주기적으로 하는 것이 바람직 합니다.

5.

폐섬유화증 환자를
치료하려면

폐와 심장은 부모형제 같은 장기입니다. 폐 건강이 나쁘면 심장이 안 좋고, 심장 기능이 떨어지면 폐도 약해집니다. 이 때문에 COPD 같은 폐 질환 치료에 심폐 기능 항진약을 동시에 처방하는 것이 효과적이라고 저는 환자들에게 설명합니다.

환자들에게 처방하는 김씨녹용영동탕에 포함된 약재는 녹용을 비롯해 녹각교, 홍화자, 토사자, 우슬, 속단 등 35개의 한약재입니다. 기관지 평활근과 폐포 재생에 관여하는 김씨공심단은 사향, 침향을 비롯해 녹용, 산수유, 당귀, 우황 등 고가약이 들어갑니다. 여기에 강심약인 우황청심원이 합방된 칵테일 처방입니다.

김씨공심단에 코팅된 99.9% 순금박의 금은 강심·강혈관 작용과 함께 몸에 축적된 중금속을 빨리 체외로 배출시켜서 폐를 깨끗하게 만드는 청폐(靑肺) 성분이 들어 있습니다. 특히 금은 약의 변질을 막고, 오랫동안 약효를 지속하는 효과가 있습니다.

김씨녹용영동탕은 탕약으로 식후 30분에 복용하며 기관지·폐의 면역력을 높입니다. 환약인 김씨공심단은 심폐 기능을 증강시킵니다. 아침에 일어나서 30분 내에 복용 하고, 저녁에 자기 전 30분에 한 알씩 먹습니다.

한의학에선 폐섬유화증을 단기(短氣)·해수(咳嗽)·천증(喘症) 등의 범주에 속하는 병증으로 봅니다. 정허사실(正虛邪實), 즉 기가 허약한 상태에서 외사(外邪·외부의 안 좋은 기운)가 폐 속으로 침투해 폐기(肺氣)를 손상시킨다는 뜻입니다.

폐섬유화증에 대한 한의학적 처방은 바른 것을 부양하고 나쁜 기운을 몰아내는 '부정거사(扶正去邪)'에 따릅니다. 때문에 염증 반응을 개선시켜서 폐의 섬유화 현상을 억제하는 효과가 있는 것으로 확인된 한약재를 이용합니다. '동의보감' 등에 언급된 대표적인 약재는 오미자·전호(前胡)·반하(半夏)·길경(桔梗) 등입니다.

오미자는 진액을 생성하는데 도움을 주어 폐를 윤택하게 합니다. 전호는 미나리과에 딸린 여러해살이 풀인 생치나물의 약명이며, 동의보감에 모든 기병을 치료한다고 기록돼 있습니다.

반하는 천남성과의 여러해살이풀로 '끼무릇'이라고도 하는데, 기침을 억제하고 가래를 삭이는 효과가 있습니다. 길경은 도라지의 약명이며, 염증성 고름을 배출하는 배농작용이 우수합니다.

"간질성 폐렴·폐섬유화로 10년 넘게 기침하고 숨이 차요"

Q 아내가 11년 전 한 병원에서 비특이성 간질성 폐렴 진단을 받았습니다. 병원에서 처방해주는 스테로이드 제제를 1년 넘게 복용하다가 끊고, 여러 의료기관에서 진료 받으며 건강식품, 면역력 강화제 등을 섭취했습니다. 하지만 증상 개선이 없었습니다. 아내가 10년을 넘게 기침을 해서 몸무게도 38kg 밖에 안 됩니다. 작년부터 폐섬유화로 진행돼 약도 복용하고 있지만 차도가 없고, 오히려 숨이 더 차다고 합니다. 치료 방법이 있을까요.

〈53세 남성 L씨〉

A 아내 분은 폐섬유화증, 만성 폐쇄성 폐질환(COPD), 천식, 폐기종, 만성 기관지염처럼 폐에 섬유성 결합조직의 증식이 나타나서 폐 구조의 파괴 및 폐 조직의 경화가 발생한 것입니다.

폐포나 폐가 망가지면 심장도 손상돼 폐 기능을 할 수 없게 됩니다. 40대 중년 이상에서 발병하며, 기침으로 시작해 가래, 호흡곤란이 나타나서 저산소증 또는 심근경색 등으로 사망에 이르기도 하는 중증 호흡기 질환입니다.

이 같은 폐 질환 치료에는 영동한의원에서 개발한 '김씨 영동탕'을 사용합니다. 이 처방 약은 주로 비염·천식에 적용하던 것인데, 폐 섬유화증이나 COPD도 호흡곤란, 기침, 가래가 주요 증상이기 때문입니다.

김씨 영동탕으로 환자의 괴로운 호흡기 증상을 치료하면서 기관지나 폐포를 살려서 폐의 기능을 개선합니다. 아울러 면역력을 증진시켜서 손상된 기관지나 새기관지 폐포를 재생시키는데 처방 목적이 있습니다.

성인 체중이 38kg이면 초등학교 4학년 여학생 정도 밖에 되지 않습니다. 몸무게는 식사, 공기흡입, 물의 섭취량에 따라 결정됩니다. 김씨 영동탕은 식사량도 늘려주면서 폐 기능을 돕습니다.

- -

"50년 흡연 탓에 기관지확장증과 폐섬유화증으로 진단 받았어요"

Q 50년 정도 담배를 피웠습니다. 어느 날 갑자기 가슴이 조이고, 호흡불량이 발생해 병원에서 치료를 받았지만 증상에 진전이 없습니다." 〈74세 남성 B씨〉

A 택시 기사 35년 경력의 74세 남성 B씨는 직접 영동한의원을 찾아와 상담한 사례입니다. 이야기를 들어보니 대단한 애연가였습니다.

18세에 담배를 배웠으며, 70세까지 하루에 한 갑에서 두 갑까지 피웠습니다. 그는 5년 전부터 기침이 수시로 나왔고, 담배가 원인일 것으로 생각했지만, 치료를 받지 않았다고 했습니다.

그러던 어느 날 갑자기 가슴이 조이고, 호흡곤란이 발생해서 인근 내과를 찾았습니다. 치료 받았지만 진전이 없었습니다. 이후 대학병원을 찾아 정밀 검진을 실시했고, 컴퓨터단층촬영(CT)에서 기관지확장·폐섬유화증으로 진단 받았습니다. B씨는 "병원에서 흡입 치료를 시작했지만 그 때

뿐이었고, 점점 숨이 차서 너무나 고통 스러웠다"고 회상했습니다.

B씨는 증상이 개선되지 않아서 택시운전을 포기하고, 영동한의원에서 한방 치료를 받기로 했습니다. 저는 B씨에게 바로 한방 칵테일요법을 시행했습니다. 김씨녹용영동탕과 김씨공심단을 함께 쓰는 방법입니다. 아울러 주 2회 침구 치료와 기관지·폐 레이저 치료, 호흡 네뷸라이저 치료 등 재활치료를 병행했습니다.

B씨는 처음 진단 시 호흡 혈액산소 SPO2(산소포화도)가 86%로 정상 범위 95%에 미치지 못했습니다. 폐 기능도 45%에 그쳤습니다. 아울러 키 165cm에 체중 46kg으로, 1년 사이에 12kg이나 감소해서 늘 전신 무기력 감에 빠져 있었습니다.

그런데 B씨는 4개월 한방 치료 후 체중이 51kg으로 늘고, 입맛도 좋아지면서, 소화력도 모두 정상으로 돌아왔습니다. B씨는 이후 다시 택시 운전을 시작할 수 있었습니다. B씨에게 처방한 김씨녹용영동탕, 김씨공심단 한방 칵테일 요법에는 고가 약재가 많이 들어가서 폐 기능을 회복하는데 도움을 줍니다.

B씨는 1년여 치료 후 삶의 질(QOL)이 3.5에서 무려 9.5로 좋아졌습니다. 호흡과 함께 산소포화농도도 98%로 정상 회복했습니다. 폐 기능은 90% 이상으로 개선됐으며, X선과 CT 음영도 깨끗했습니다. 호전된 증상에 밝게 웃던 표정이 지금도 선합니다.

"40년 피운 담배 때문에 기침·가래가 너무 심하고 저체중이에요"

Q 20세 때부터 40년 간 담배를 피웠습니다. 체중이 많이 줄었고, 특히 심한 기침·가래 때문에 너무 힘듭니다. 최근 담배를 끊었는데도 증상이 계속 이어지는데 치료가 될까요. 〈60세 남성 K씨〉

A 영동한의원을 찾은 K씨는 풀이 많이 죽어 있었습니다. 키 162cm에 체중 42kg로 심하게 마른 K씨는 어려서부터 알레르기성 비염, 축농증, 코막힘, 입호흡 습관이 있었습니다. 증상이 나타날 때마다 집 근처 내과를 찾아 치료했습니다. 하지만 효과는 그 때 뿐이었습니다.

증상이 심해서 약을 먹으면 좀 나아지고, 복용하지 않으면 다시 재발하는 일상이 반복됐습니다. 약국에서 가래 삭이는 약을 구매해서 수시로 복용했습니다. 그래도 증상이 심해져서 급기야는 호흡 시 색색거리는 호흡곤란으로 입원까지 수차례 한 적이 있습니다.

K씨는 하루에 가래를 50cc 정도 배출하고, 가을 환절기에는 콧물, 코막힘, 후비루가 발생했습니다. K씨의 X선 검사 결과 '기관지 확장증'이 관찰됐습니다. 청진기를 사용하니 숨을 쉴 때 호기와 흡기 모두 중수포음(中水泡音)이 있고, 담은 황백색이었습니다.

K씨는 입맛이 없고, 소화력도 약해서 체중이 계속 감소한다고 호소했습니다. 전신무기력감도 있었고, 안색도 빈혈기가 있어 보였습니다. 혀에 백태가 관찰되고, 맥박은 분당 98회로 허열기단(虛熱氣短) 진단이 나왔습

니다.

일단 K씨에게 김씨 녹용영동탕 한 달 분을 처방했습니다. K씨는 김씨 녹용영동탕을 복용한 첫 달 가래가 오히려 더 많이 나오고, 기침이 심했다고 말했습니다. 이는 호전반응으로, 김씨 녹용영동탕이 기관지를 청소하는 작업이라고 할 수 있습니다.

기침도 가래를 원활히 배출하기 위한 것으로, 한 달이 지나면 잦아듭니다. K씨는 두 달 정도 약을 복용한 후 기침과 가래가 거의 사라졌습니다.

기관지 증상은 없어졌지만 기관지 면역과 기능 회복에는 약 1년이 걸리고, 재생과 망가진 기관지 원상 복구가 다시 1년 필요해서 탕약 복용을 계속했습니다. K씨는 입맛이 돌아오고, 소화력도 예전처럼 좋아졌다고 말했습니다.

치료 결과 K씨는 1년 만에 체중이 53kg으로 회복했습니다. 전신 피곤과 무기력증, 우울증도 동시에 개선됐다고 했습니다. 많은 환자들이 호흡기 질환을 치료 받을 때 조급해 합니다. 무슨 비약이라도 있어서 약을 먹자마자 효과가 나타나길 원하는 것입니다.

한방 의학은 전통적으로 몸도 보하면서 신체가 자생력을 갖고 기존 질병을 이겨내도록 하는 것에 주안점을 둡니다. K씨는 지속적인 치료와 생활습관 개선으로 수십 년간 괴롭히던 호흡기 질병의 늪에서 빠져나올 수 있었으니 참으로 다행이었고 한의사로서도 큰 보람을 느끼게 해 주었습니다.

| 5부 |

기관지 천식

1.

만성호흡기질환인
기관지 천식은?

기도는 공기가 드나드는 길입니다. 기도는 위치에 따라 상기도와 하기도로 구분합니다. 다시 상기도는 비강(코), 구강(입), 인두(목)로 나눕니다. 하기도는 기관, 기관지, 세기관지로 구성돼 있습니다.

들이마신 공기의 이동 통로는 이렇습니다. 코와 입으로 들어온 공기는 목을 지나서 폐로 갑니다. 폐로 들어가기 전에 거치는 곳이 하기도인 기관·기관지·세기관지입니다. 목에서 폐로 통하는 엄지손가락 정도 굵기의 관이 기관입니다. 기관이 좌우 2개로 갈라진 것이 기관지며, 기관지가 폐 속에서 여기 저기 뻗어 있는 것이 세 기관지입니다.

기관지 천식은 하기도 중에서 기관지가 외부 자극에 과민반응을 보이는 만성 호흡기 질환입니다. 이 같은 과민반응 탓에 기관지가 수축해서 좁아집니다. 또 염증이 생겨서 기침과 호흡곤란을 일으킵니다.

기관지 천식을 관리하지 않아서 악화되면 기도가 좁아진 채로 굳어서 건강한 상태로 되돌리기 힘듭니다. 이 때문에 폐 기능도 덩달아서 약해져

폐 질환으로도 이어지곤 합니다. 조기에 치료하고, 환절기나 겨울에 잘 관리해야 하는 이유입니다.

기관지 천식은 대부분 여러 가지 환경적인 요인의 영향을 받아서 발생합니다. 이 같은 요인이 알레르겐입니다. 알레르겐은 기침·호흡곤란 등 기관지 천식 환자의 알레르기 반응을 일으키는 물질입니다.

유전적으로 알레르겐에 민감하게 반응하면 그렇지 않은 경우보다 기관지 천식이 잘 발생하고 증상도 다 심하게 나타납니다. 알레르겐 노출과 기관지 천식 발생은 비례해서 주요 알레르겐을 인지해서 접촉을 줄이는 것이 필요합니다.

기관지 천식은 유전의 영향도 받습니다. 부모 모두 천식 없을 때 자녀에게 기관지 천식이 나타나는 비율은 3% 미만입니다. 한쪽 부모만 천식이 있으면 약 30%, 부모가 모두 기관지 천식이면 약 70%로 높아집니다.

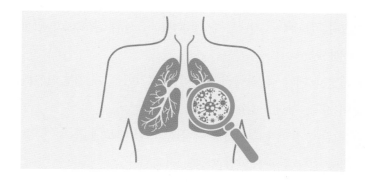

2.

기관지 천식
자가 진단과 체형별 특징

다음 증상 중 1개라도 있으면 천식을 의심해야 합니다.

- 바람이 불거나 추운 날 가슴이 답답하고, 기침과 "쌕~쌕~" 거리는 숨소리가 난다
- 운동하는 동안 또는 끝나고 난 직후에 숨이 차고, "쌕~쌕~" 거리는 소리가 난다.
- 기침과 "쌕~쌕~" 거리는 숨소리(천명)가 자주 발생하고, 쉽게 사라지지 않는다
- 담배연기·매연 등 자극적인 연기를 흡입했을 때 가슴이 답답하거나 숨이 차고, 기침이 심하게 난 적이 있다.
- 밤에 잠을 자다가 숨이 차거나 심한 기침 때문에 깬 적이 있다
- 감기에 걸린 후 4주 이상 기침이 지속된다
- 감기약·혈압약을 복용하고 숨이 가빠져서 힘들었던 경험이 있다

– 매년 봄·가을처럼 일정 기간에 재채기·콧물·코막힘 등 알레르기 비염 증상이 지속되고 숨이 찬다

아울러 성인 천식 환자는 한의학에서 크게 2가지 유형으로 나누고, 치료법에도 차이를 둡니다.

첫째, 통통한 체형은 천식 환자의 60~70%에 해당합니다. 많이 먹고 활동이 부족한 유형입니다. 주로 내성적인 성격의 사람들에게 자주 나타납니다. 이들은 스트레스를 받으면 먹는 것으로 푸는 경향이 강해서 체중이 증가하고, 심폐 순환에 과부하가 발생합니다. 또 늦게 잠드는 사람들이 많아서 부신기능이 고갈돼 천식 증상 발생에 영향을 줍니다.

둘째, 천식 환자의 약 30%는 마른체형입니다. 이 같은 환자들은 책임감과 의지력이 강합니다. 그러나 스트레스에 유연하게 대처하지 못하는 성향이어서 자율신경계가 불안정해지고 간·췌장, 심폐가 항진되면서 과부하를 받는 일이 종종 발생합니다. 이 같은 심폐기능의 과부하로 심폐기능 저하 상태가 발생하고, 천식으로 이어지는 경우가 많습니다.

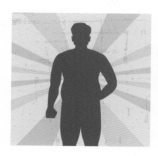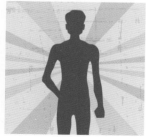

3.

기관지 천식의
세 가지 치료법과 생활관리

기관지 천식을 치료하는 방법은 크게 세 가지입니다. 약물요법, 회피요법, 면역요법입니다. 약물요법은 증상을 신속하게 잡고, 기관지 염증을 억제합니다. 회피요법은 천식의 원인 알레르겐을 찾고 노출을 최소화하는 방법입니다. 면역요법은 원인 물질을 소량씩 주사해서 알레르기 체질을 개선합니다.

아울러 증상이 악화되지 않게 생활환경을 개선하는 것도 필요합니다. 갑자기 숨이 너무 차서 말하기도 힘든 호흡곤란이 발생하는 천식발작이 나타나면 바로 병원을 찾아야 합니다.

기관지 천식 환자의 겨울철 생활관리는 우선 외출할 땐 마스크·목도리를 착용해서 찬 공기에 기도가 갑자기 수축하지 않게 하는 것입니다. 가을처럼 일교차가 큰 환절기에는 신체가 변화한 환경에 적응하기 위해 준비를 합니다. 찬바람이 불어서 기온이 떨어지면 가장 많은 영향을 받는 신체 기관 중 하나가 숨 쉴 때 공기가 드나드는 호흡기입니다.

산소 교환 장치인 폐까지 이어진 기관지는 차가운 공기에 자극 받기 쉽습니다. 특히 기관지가 좁아지는 '기관지 천식' 환자가 찬 공기에 노출되면 기관지가 좁아지거나 염증이 생겨서 증상이 악화합니다.

추운 겨울에 기온이 1도 내려가면 천식 환자의 고통이 15% 정도 커진다는 결과가 보고되기도 했습니다. 기관지 천식 환자의 호흡곤란 증상이 심하면 생명이 위태로울 수도 있습니다.

때문에 기관지 천식이 있으면 날씨가 더 추워지기 전인 가을부터 관리를 하는 것이 필요합니다.

또 가습기를 사용할 땐 곰팡이가 발생하지 않게 습도를 약 50%로 유지합니다. 난방 기구를 사용할 땐 1~2시간에 한 번씩 환기를 시킵니다. 실내·외 온도가 많이 차이 나지 않게 적정 실내 온도를 유지하는 것도 필요합니다.

운동이 필요할 땐 10분 이상 충분히 스트레칭을 해서 호흡기에 미치는 부담을 줄여야 합니다. 특히 독감 예방을 위해 인플루엔자 예방 백신을 접종하는 것을 잊지 말아야 합니다. 아울러 감기 등 호흡기 감염 예방을 위해 개인위생을 잘 지켜야 합니다.

아울러 기관지 천식 증상의 악화 요인을 잘 인지해 이를 예방하고 피하는 노력이 필요합니다.

그것은 바로 차가운 공기, 담배 연기, 미세먼지·매연·황사 등 오염된 실내·외 공기, 운동 등 신체적 활동, 감기, 스트레스, 페인트·향수·스프레이 등 자극적인 화학 냄새, 가공 식품에 사용하는 아황산염 방부제와 인공감미료·식용색소 등을 유의해야 합니다.

4.

어린이 '소아 천식'의
특징과 성장 영향

　어린이를 괴롭히는 3대 알레르기 질환이 있습니다. 아토피성 피부염, 코 알레르기, 천식입니다. 양의학에선 어린이 천식을 '알레르기'의 일종으로 인정하고 대표적인 심신증의 한 증상으로 생각합니다. 때문에 전문적인 치료를 적극적으로 하지 않습니다.

　어린이의 약 30%는 알레르기 체질을 갖고 태어납니다. 이런 어린이가 심리적 불안, 저항력 감퇴 등의 조건을 갖추면 알레르기성 질환을 나타내는 것입니다.

　특히 어린이가 기관지 천식이 있으면 더 힘듭니다. 어른에 비해 기관지의 평활근이 작고, 점액 분비가 많아서 기관지가 쉽게 좁아지기 때문입니다.

　또 어린이들의 폐는 탄력성이 감소해 횡격막 운동이 증가하고 무기폐가 잘 생겨서 천식으로 인한 호흡곤란이 더 자주 발생합니다. 즉 소아 천식 환자는 정신적·육체적으로 아직 성숙하지 못하고 오장육부가 모두 연약해서 증상이 급박하게 변하거나 여러 가지 합병증이 발생할 가능성이 높은 것입니다.

이 때 제대로 치료하지 않으면 쉽게 피로하고, 성격이 급해지며, 끈기가 없어서 남과 어울리지 못하는 등 심각한 문제를 초래할 가능성이 높아서 부모들의 각별한 주의가 필요합니다.

특히 어린이 천식의 경우 지속적인 기침이 나고, 발작적인 호흡곤란과 함께 목에서 "그르렁~" 거리는 소리가 나는 것이 특징입니다.

소아 천식을 앓고 있는 환자의 고통 중 가장 큰 것은 밤에 하는 기침입니다. 한 조사에 따르면 전체 천식 환자의 62.5%가 야간 기침으로 잠을 깬 적이 있다는 결과가 있습니다.

그 중 △3세 이하 환자의 78.1% △4~7세의 56% △8~12세의 54.7%가 잠을 깬 적이 있다고 했습니다. 나이가 어리면 어릴수록 고통을 받는 정도가 크다는 것을 알 수 있습니다. 또 숙면을 취하지 못하니 성장에 지장을 받습니다.

성장호르몬은 아이가 잠을 자는 시간에 가장 활발하게 분비됩니다. 소아 천식을 앓는 아이는 숙면을 취하지 못하므로 상대적으로 호르몬 분비가 적고 또래보다 키가 작을 수밖에 없습니다.

성장 장애뿐 아니라 면역력이 약해져 있기 때문에 비염, 과민성 장염, 아토피 피부염이 함께 발생하는데, 역시 성장을 방해합니다.

5.

보호자가 알아야 할 소아 천식의 연령별 특징

어린이 천식의 80~90%는 4~5세 전에 첫 증상이 나타납니다. 돌 전에 천식 증상을 보이는 경우는 약 30%입니다. 돌 전에 이미 쌕쌕거리는 천명음이 나타나면 심한 천식으로 발전할 확률이 높습니다.

유아기(0~2세) 천식은 전체 환자의 20~30%를 차지합니다. 대체로 감기에 걸린 것을 계기로 발병하는 경우가 많습니다. 감기 증상이 계속돼 가래를 동반하는 기침이 나타납니다. 색색거리는 숨소리가 들리고, 호흡도 정상 범위를 벗어나서 고통스럽게 느껴질 정도입니다. 이 같은 증상이 1주일 정도 지속되면 유아 천식을 의심하고 빨리 치료를 시작해야 합니다.

소아·아동기(3세 이상) 천식은 3~6세 무렵에 시작하는데, 최근에는 7세 이후 발병하는 경우도 늘고 있습니다.

이 시기에 나타나는 천식은 특별한 계기 없이 갑자기 발병하기도 합니다. 심한 기침을 하고, "푸우~푸우~" 거리는 숨소리를 내며 호흡하는 것을 고통스러워하면 천식을 의심해야 합니다. 특히 초봄과 가을 같은 환절기에는 발병 위험이 높으므로 특별히 주의해야 합니다.

6.

소아 천식의 자가 진단법과 분류

다음 증상들이 대부분 적용되면 이는 소아천식이라고 할 수 있습니다.

- 가슴이 쌕쌕거리거나, 푸우푸우거리고, 갑자기 숨쉬기가 고통스러운 발작 경험이 있다
- 이와 같은 발작이 지금까지 2회 이상 있다
- 의사로부터 천식, 천식성 기관지염 또는 소아천식이라고 들었다
- 그 당시 호흡을 하면 쌕쌕거리거나 푸우푸우거리는 숨소리가 났다
- 근래 2년 동안 발작을 일으킨 적이 있다
- 천식, 천식성 기관지염, 소아천식으로 치료를 받은 일이 있다

비염을 많이 동반하는 소아 천식의 주요 증상은 △심한 기침 △호흡 곤란 △쌕쌕거리는 숨소리입니다. 이 같은 천식 증상은 알레르기 반응 때문에 기관지가 오그라들고, 염증 때문에 부어올라 숨 쉬기 힘들어지기 때문에 나타납니다. 천식 증상은 늦은 밤이나 새벽에 더 심한 특징이 있습니다.

아울러 소아 천식의 중요 원인 중 하나인 알레르기는 많이 유전됩니다. 아이가 유전적으로 알레르기 인자가 있을 때 환경적으로 자극(집먼지진드기, 꽃가루, 곰팡이, 담배연기, 찬 공기, 애완동물의 털, 유제품, 달걀 등)을 받으면 천식이 생기거나 악화합니다.

어린이 천식 발작은 크게 대발작·중발작·소발작 세 가지로 구분합니다. 대발작은 매우 심한 호흡곤란 상태여서 일상생활이 힘듭니다. 기침·호흡곤란으로 잘 잠들지도 못합니다. 아이에게 말을 걸어도 대답을 못하고, 음식도 잘 못 먹습니다.

중발작은 쌕쌕거리거나 가랑가랑한 소리가 특징입니다. 자다가 잘 깨고, 말을 걸면 대답은 하지만 식사량이 적습니다. 소발작은 호흡곤란은 없고, 쌕쌕거리지만 잠도 잘 자며, 식사나 대화에 문제가 없는 상태입니다.

7.

소아 천식의 치료와 관리

　5세 이하 어린 나이인데 천식이 있으면 폐의 저항력이 많이 약합니다. 여름철 더위를 식히기 위해 에어컨이 가동된 실내에 일정 시간 이상 머물면 기관지가 영향을 받을 수 있습니다.

　이처럼 공기가 차가운 환경에서 아이스크림이나 시원한 음료수를 자주 섭취하면 기관지 수축에 영향을 줍니다.

　천식은 환경적 요인과 치료 여부에 따라서 증상이 나타났다 사라지기를 반복하는 호흡기 질환입니다. 천식이 완치하기 힘든 질환인 이유입니다. 천식은 치료를 하면 증상이 사라집니다. 하지만 찬 공기 등으로 기관지에 자극이 가해지면 증상이 다시 발생합니다.

　이런 이유로 성인보다 면역력과 기관지·폐 저항력이 약한 소아 천식 환자들은 평소 기관지가 자극받지 않게 관리하는 것이 중요합니다.

　소아 천식으로 진단 받거나 기존 천식이 악화하면 우선 자극적인 환경을 개선해야 합니다. 냉방에 따른 실내의 차고 건조한 공기 환경에 오랫동안 노출되는 것을 줄여야 합니다.

서늘한 실내에 오래 있을 땐 한 시간에 한두 번 정도 외부 공기를 쐬는 것이 좋습니다. 간접흡연, 자극적인 냄새, 먼지 등의 자극을 피하는 것도 필요합니다.

또 수분 보충을 위해 차가운 음료보다 상온의 물을 마시는 것이 낫습니다. 아울러 천식 증상 개선에 도움이 되는 도라지나 대추 끓인 물을 자주 마시거나 배꿀찜을 먹는 것도 도움이 됩니다.

아이 천식이 알레르기 원인 물질의 영향을 받으면 집먼지 진드기, 동물의 털·비듬, 곰팡이, 바퀴벌레, 꽃가루 등 천식 유발 환경도 개선해야 합니다.

천식 등 어린이 호흡기 질환에 도움이 되는 한약 치료를 받는 것도 도움이 됩니다. 천식은 소청룡탕, 기침·가래가 심하면 김씨녹용영동탕 등을 복용해서 증상을 개선할 수 있습니다.

8.

어린이 천식 악화 요인과
여름철 생활관리

다음은 어린이 천식을 악화시키는 요인이므로 이런 환경에 노출되지 않
도록 철저히 예방해야 합니다. 이 환경은 다음과 같습니다.

- 차갑고 건조한 공기
- 미세먼지·황사·공해
- 감기
- 피로·스트레스
- 달리기 같은 뛰는 운동
- 담배 연기 등 자극적인 냄새
- 아이스크림, 차가운 음료

여름철 생활은 다음과 같이 유지되도록 관리합니다.

- 실내·외 온도차를 섭씨 5도 이하로 유지한다.
- 에어컨 바람을 직접 쐬지 않는다.
- 차가운 음료, 아이스크림의 과도한 섭취를 줄인다.
- 자극적인 냄새·연기, 담배 연기를 피한다.
- 집먼지 진드기, 곰팡이, 개·고양이 털, 바퀴벌레 등 천식 유발 환경을 피한다.
- 오미자·도라지 끓인 물은 천식 증상 완화에 도움이 된다.

9.

소아 천식
예후와 잘못된 오해

소아천식의 예후는 첫째, 성장하면서 천식이 자연적으로 치유되는 경우입니다. 통계적으로 어릴 때 천식 증상을 보인 아이들 중 약 20%는 6세 또는 12세 전후에 자연 치유되는 것으로 보고됩니다. 그러나 자연 치유를 막연하게 기대하는 것은 아이와 부모 모두에게 부담입니다.

둘째, 성장하면서 일시적으로 천식 증상을 멈췄다가 성장이 끝나면 다시 천식 증상을 보이는 경우입니다. 성장하면서 기관지 내경이 커지면서 일시적으로 증상을 느끼지 못하기 때문입니다.

셋째, 성장해 가면서 끝까지 천식 증상을 보이는 경우입니다. 이는 아주 심한 천식에 해당합니다. 대개 유전적인 영향을 받는 경우가 많습니다.

소아 천식에 관한 오해는 첫째, 감기가 오래되면 천식이 될 수 있다고 생각합니다. 하지만 그렇지 않습니다. 감기 바이러스가 천식을 더 심화시킬 수 있지만 주요 원인은 아닙니다.

둘째, 천식을 앓는 대부분 아이들이 알레르기 비염을 앓는다고 생각합니다. 이것은 맞습니다. 소아 천식 환자 중 60~70%가 알레르기 비염이 있다는 연구결과도 있습니다. 기도와 코는 하나의 길로 연결돼 있어서 두 가지 질환이 동시에 나타날 수 있습니다. 자극으로 생긴 염증이 각각 기도와 코에 나타나면서 천식과 알레르기 비염이 발병하는 것입니다.

셋째, 가장 큰 오해 중의 하나가 환절기에 천식을 집중 관리하면 될 것 같다는 것입니다. 그렇지만 천식은 3~5월, 9~11월 같은 환절기가 지난 후인 1~2개월에 더 관찰해야 합니다.

하지만 난방기구로 인해 실내외 온도 변화가 커진 요즘은 계절에 상관없이 재발합니다. 에어컨·히터 등으로 계절의 구분이 모호해져서 환절기라는 구분이 크게 없어지는 추세이기 때문에 1년 동안 잘 관찰해야 합니다.

넷째, 아이의 천식 증상이 좀 나아졌다고 치료를 중단하면 안 됩니다. 증상이 잠시 개선돼도 근본적인 치료를 위해선 지속적으로 치료해야 합니다. 때문에 환자나 부모 모두 인내심이 필요합니다.

다섯째, 소아 천식은 아이가 크면 괜찮아진다는 잘못된 정보를 가진 사람들이 많습니다. 소아 천식 환자 중 90%는 성인이 되면 천식을 앓지 않는다는 보고도 있지만 어릴 때 어떻게 치료를 받느냐에 따라 매우 다릅니다. 어릴 때 충분히 치료하지 않으면 평생 병을 껴안고 살아야 할 수도 있습니다.

10.

소아 천식과 운동

천식이 있으면 격렬한 운동이나 과로를 피해야 합니다. 이 같은 상황이 천식을 악화시키기 때문입니다. 그러나 예외인 운동이 하나 있습니다. 바로 수영입니다. 천식 환자는 건조해지면 기침 등 증상이 더 심해집니다. 하지만 수영은 물에서 하는 운동이어서 기침이 발생할 염려가 없고, 호흡 기능을 단련시켜서 기관지를 튼튼하게 해줍니다.

아이가 천식이 있다고 해서 실내에만 있을 순 없습니다. 또 성장기 어린이에게 필수적인 것 중 하나가 운동입니다. 하지만 농구·축구·스키 같은 격렬한 운동은 천식을 더 악화시킬 수도 있어서 주의해야 합니다. 이런 운동들은 특성상 마른 공기를 마시고, 오래 달리게 되며, 맥박수를 높여서 기침을 유발하기 때문입니다.

처음에는 가래 없이 기침만 나오지만, 증상이 오래되고 심해지면 기침과 함께 가래도 발생합니다.

특히 성인에 비해 기도가 좁은 어린이들은 천식 초기에 별다른 증상이 없이 기침만 이어지기도 합니다. 이 때 증상이 경미한 것으로 생각해서 격렬한 운동을 지속하는 경우가 있는데, 천식이 점점 심해지는 단초가 되기도 합니다.

천식이 있는 아이에게 운동을 시켜야 한다면 수영이 바람직합니다. 수영은 우선 물에서 하는 운동이기 때문에 기침 발생에 대한 걱정이 없습니다. 온도와 습도가 높고 일정해서 천식 증상을 자극하지 않습니다.

호흡이 규칙적인 운동이어서 호흡 기능을 단련시키고, 기관지를 튼튼하게 합니다. 또 중력의 영향을 덜 받아서 수중에서 호흡조절이 평이한 점도 있습니다. 먼지·이물질 등 천식을 자극하는 외부물질이 적은 것도 장점입니다.

천식 환자는 운동을 하기 전 반드시 심호흡을 해야 합니다. 운동 중간에는 휴식을 많이 취하고, 틈틈이 따뜻하고 축축한 공기를 접하는 것이 좋습니다.

수영을 하기 전에도 반드시 스트레칭을 하면서 심호흡을 해야 합니다. 어느 정도 수영을 한 다음에는 꼭 휴식을 취하고, 다 끝나면 따뜻하게 몸을 감싸야 합니다. 샤워 후에는 춥지 않게 물기를 완전히 제거해야 합니다.

천식과 수영과의 관계를 한방의 사고에서 보면 '폐는 피모(皮毛)를 관장한다'는 오장육부의 원리에 들어맞습니다. 호흡기·피부·털은 매우 밀접한 관계가 있다는 뜻입니다.

하지만 수영이 모든 경우 다 좋은 것은 아닙니다. 알레르기성 비염, 중이염, 축농증 등 이비인후과 질환은 증상을 더욱 악화시킬 수 있기 때문에 주의해야 합니다.

이처럼 유·소아의 천식은 정도에 따라 매우 위험할 때가 있습니다. 때

문에 주변에선 항상 주의 깊게 살펴야 합니다. 천식 증상이 있는 어린이
는 증상이 더 심해지지 않게 일상생활 중에도 늘 관심을 가져야 합니다.

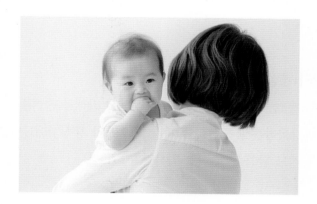

11.

천식에 좋은 차와 배꿀찜

다음은 천식에 좋은 차와 배꿀찜을 소개합니다. 천식에 좋은 전통요법으로 오랜 기간 선조들이 사용해 효과를 본 것으로 증상완화에 도움을 줍니다.

① 도라지+홍삼 차
도라지와 홍삼에는 사포닌 성분이 풍부해서 가래를 줄여주고 기관지와 폐 기능을 강화하는데 도움이 됩니다. 도라지와 홍삼 1대1 비율에 물을 넣고 1시간 정도 달인 후 수시로 마시면 좋습니다.

② 배꿀찜
배는 기침과 가래를 줄이기 때문에 과거부터 심한 감기에 걸리면 증상 개선을 위해 많이 이용했습니다. 배 속을 파낸 후 꿀을 채워서 찜통에서 1시간 정도 찝니다. 배꿀찜은 기침 등 천식 발작을 예방할 뿐만 아니라 마른 기침이 유난히 심할 때도 도움이 됩니다.

③ 은행+대추 차

은행은 기침을 억제하고 호흡곤란을 진정시킵니다. 대추는 비타민C와 칼슘·철분·인 등 각종 미네랄이 많아서 여러 가지 약재의 효과를 조화롭게 하고, 기침 개선에도 좋습니다. 생강은 신진대사를 돕습니다. 은행 15알, 대추 10알, 생강 1톨에 물을 넣고 1시간 정도 끓인 다음 꿀·흑설탕을 첨가해서 마십니다.

이상 기관지 천식에 대한 자세한 내용들을 살펴 보았습니다.

다음 자료를 꼭 참고해 보세요!

환절기 기침·가래 개선하는 폐·기관지 건강 음식 7가지

유튜브 : https://www.youtube.com/watch?v=PsEfQUB-vmk

콘텐츠 : https://blog.naver.com/drkns9557/221385622390

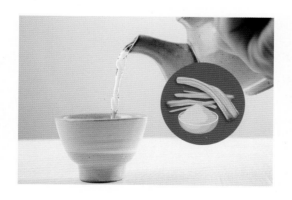

6부

기관지 확장증

1.

세균이 쉽게 번식하는
기관지 확장증

기관지 확장증은 기관지가 늘어져서 점차 호흡 기능을 상실하는 질환입니다. 알레르기에 의해 기관지 점막이 과민반응을 보이는 기관지 천식과 비슷한 증상을 보이며 만성 기침과 가래, 호흡곤란 등이 지속합니다.

또한 폐렴, 폐결핵, 만성 기관지염 환자들에게 흔히 발병하는 것으로 이해합니다. 여기에 흡연, 미세먼지 노출, 알레르기 물질 흡입 등도 문제를 악화시킨다고 봅니다.

기관지 확장증은 기관지 내부와 외부의 원인으로 기관지벽이 탄력을 잃어 늘어지고 넓어지는 질환입니다. 기관지 안쪽 내막의 염증이나 가래 때문에 기관지가 점차 확장되고, 늘어져서 호흡기능이 약해집니다.

면역력이 약해지고 폐 기능이 떨어진 환자들은 폐에서 오염물질이 제대로 배출되지 못하고 쌓입니다.

이는 폐 속에서 세균이 번식하기 좋은 환경을 만듭니다. 세균 감염과 이에 따른 염증은 결국 폐 기관지 확장을 불러서 정상적인 호흡운동을 하지 못하게 됩니다. 염증과 폐 기능 저하는 반복적인 기침을 일으키고, 화농성 누런색 가래를 동반합니다. 환자들은 기침이 잦고, 가래가 심해서 병원을 찾습니다. 증상이 심하면 가래에 피가 섞이거나 전신에 열이 나기도 합니다.

이 질환의 정확한 진단을 위해서는 컴퓨터단층촬영(CT) 같은 방사선 검사가 필요합니다. 증상에 따라 폐 기능 검사도 이뤄져야 합니다.

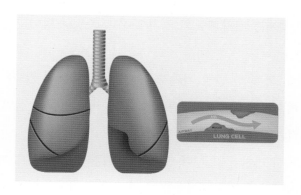

2.

기관지 확장증의 원인은 무엇인가

한의학에선 기관지 확장증을 원인에 따라 크게 3가지로 나눕니다.

첫째, 어려서부터 알레르기성 비염 또는 만성 축농증 등 코막힘이 있어서 입 호흡 습관이 생겨서 폐 면역력과 폐기능이 동시에 떨어져서 기관지가 약해진 경우입니다.

둘째, 본래 호흡기가 허약해서 늘 감기와 기침을 달고 지내는 경우입니다. 마지막 셋째는 폐기(肺氣)와 정기(正氣) 부족으로 방어 기전이 손상된 경우입니다.

또한 폐렴, 폐결핵, 만성 기관지염 환자들에게 흔히 발병하는 것으로 이해합니다. 여기에 흡연, 미세먼지 노출, 알레르기 물질 흡입 등도 문제를 악화시킨다고 봅니다.

한의학 역시 마찬가지입니다. 호흡기와 기관지 질환을 제 때 치료하지 못하고 방치하면 흡연과 대기오염 등 생활환경 위험 요인이 결합돼 기관지가 비정상적으로 넓어지거나 얇아지고 좁아지는 병증이 유발되고 심해진다고 풀이합니다.

3.

기관지 확장증의 증상

기관지 확장증은 다시 원상태로 돌아가지 못하는 비가역성인 난치성 질환입니다.

기관지 천식은 기관지가 외부 자극에 의해 과민하게 반응해서 연속적으로 기침을 유발하고 호흡을 어렵게 만드는 병입니다. 천식은 알레르기 물질에 기관지가 노출돼 각종 기관지 증상을 나타냅니다. 기관지 확장증과 천식의 병명은 다르지만 기침, 가래, 호흡곤란, 색색하는 천명음, 가슴 통증 및 압박감 등 5가지 증상은 거의 동일합니다.

즉 기관지 확장증은 기관지가 넓어지거나 늘어진 것이고, 기관지 천식은 기관지 점막이 붓고 염증이 생겨 기관지 내막이 변형돼 좁아진 것입니다.

기관지 확장증에 따른 점액의 변화는 가래로 판별합니다. 1단계는 묽고 흰색, 2단계는 진득하고 누런 화농성, 3단계는 짙푸른색, 4단계는 혈농성입니다. 혈농성 담은 기침할 때 기관지 내벽이 터져서 피가 섞여 나오는 상태를 말하며 중증 단계입니다.

4.

기관지 확장증의
치료법

영동한의원의 대표적인 칵테일 한방 복합치료제는 '김씨 녹용영동탕'과 '김씨공心단'입니다. 이 두 가지 한방 복합치료제가 △청폐(淸肺) △면역력 개선 △심폐기능 항진 △기관지나 폐포 재생을 돕습니다. 두 가지 치료제는 기관지와 폐포를 재생합니다. 늘어지고, 좁아지고, 딱딱해진 기관지와 폐를 건강한 상태로 되돌리는데 도움을 줍니다. 이것이 기관지와 폐의 재생입니다.

영동한의원에서 처방하는 주 한약은 '김씨녹용영동탕'입니다. 최근 40여 년간 100만 명 이상의 폐기관지 환자들에게 투여해 임상 효과를 검증한 복합한약입니다. 치료 기간은 평균 1~2년이지만 환자에 따라 복용 3~4개월 만에 증상이 많이 개선되기도 합니다.

'김씨 녹용영동탕'은 '청폐' 작용으로 기관지 내의 불순물인 염증과 가래를 삭혀줍니다. 또 '폐 면역'을 좋게 해서 기관지 내벽으로 가는 임파구, 백혈구, 영양 물질, 호르몬 등을 풍부하게 전달해서 기관지 평활근이 탄력을 이전처럼 회복시켜서 근치를 목표로 합니다.

아울러 '김씨공心단'은 심폐 기능 항진 효과가 있습니다. 심장과 폐는 서로 공생 관계로 심장이 나쁘면 폐가 나빠지고, 폐가 나쁘면 심장으로 가는 산소가 부족 하게 돼 협심증, 심근경색증, 부정맥, 심부전, 심장 천식 등이 발생 합니다. 이 때 '김씨공心단'은 심폐 기능을 동시에 올려주는 효과가 강합니다.

기관지 확장증의 치료사례

70대 노인 K씨는 담배도 오래 피웠고 알레르기성 비염, 축농증, 코막힘, 입호흡 습관 등 기관지건강에 좋지 않은 습관과 질병을 갖고 있었습니다. 증상이 심할 때마다 동네 병원을 방문, 처방약을 복용했지만 차도가 없었습니다.

결국 만성화 단계로 접어들어 영동한의원을 찾은 K씨는 숨쉬기가 불편한 것은 물론 입맛도 없고, 소화력이 약해져서 체중이 계속 감소하는 상태였습니다.

K씨에게 복합 청폐 한약 요법으로 김씨녹용영동탕을 처방하고, 매일 꾸준히 복용케 했습니다. 첫 달은 호전반응으로 가래가 더 나오고 기침도 더했지만 두 달이 지나자 가래와 기침 발작이 거의 사라지는 반응을 보였습니다.

K씨는 1년 후 입맛이 완전히 돌아왔고, 소화도 예전처럼 잘 돼서 체중이 정상화 됐습니다. 전신 피곤함과 무기력, 우울증도 동시에 개선됐습니다.

기관지 확장증은 한 두 달 만에 생기는 병이 아닙니다. 10~20년에 걸쳐 서서히 기관지 기능을 떨어트리는 병입니다. 1년 이상 인내심을 갖고 꾸준히 치료해야 증상을 완화시킬 수 있습니다. 이 점을 감안해 인내를 가지고 꾸준히 치료해야 효과를 볼 수 있습니다.

7부

호흡재활운동

1.

폐질환 완화에 도움을 주는
호흡재활운동

호흡재활은 호흡곤란, 즉 숨이 차는 증상을 완화하고 운동능력을 개선시킵니다. 이를 통해 일상생활에서 삶의 질을 높여줍니다. 호흡재활은 운동과 함께 호흡법, 객담(가래) 배출법, 영양, 교육까지 포함합니다.

따라서 모든 만성 폐쇄성 폐질환(COPD) 환자는 규칙적인 운동을 하는 것이 권장됩니다. 호흡곤란 증상이 있으면 더 적극적으로 해야 합니다. 특히 약물 치료에도 호흡곤란이 지속되는 환자들은 반드시 호흡재활치료를 해야 치료에 도움이 됩니다.

그러나 만성 폐질환 환자들은 여러 동반 질환을 갖고 있어서, 운동할 때 주의가 필요한 경우도 있습니다. 때문에 처음에 재활치료를 시작할 땐 의료진의 상담이 필요합니다. 일반적으로 불안정 협심증, 급성심근경색, 심한 대동맥판협착증 등 불안정한 심혈관 질환 및 치료하지 않은 심한 폐동맥고혈압은 호흡재활치료의 금기증입니다.

하지만 치료해서 안정적인 심장질환이나 폐동맥고혈압은 의료진과 상의를 통해서 재활치료를 할 수 있습니다. 이외에 심한 근골격계 질환, 진행된 간질환, 뇌혈관질환, 인지장애, 정신질환 등이 있으면 먼저 의료진과 상담을 진행한 후 재활치료를 시행하는 것이 좋습니다.

만성 폐쇄성 폐질환(COPD) 환자의 호흡재활
숨이 차도 집에서 할 수 있는 운동
유튜브 : https://www.youtube.com/watch?v=_vOuWxaljWI
콘텐츠 : https://blog.naver.com/drkns9557/222190117454

이제 폐질환 예방 및 치료에 도움을 주는 운동법을 배워 보도록 합니다.

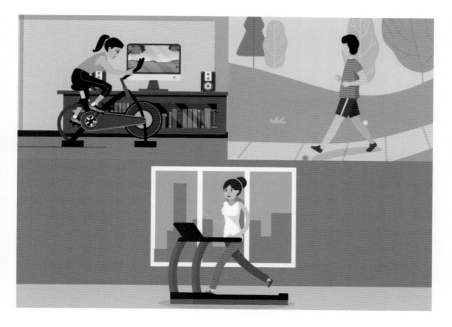

① 유산소 운동

COPD 환자 호흡재활의 가장 핵심적인 부분입니다. 5~10분 정도 가벼운 걷기, 체조, 스트레칭, 준비운동을 한 후 20~60분 간 유산소 운동을 진행합니다. 한 번에 할 수 없으면 여러 차례 나누어서 해도 좋습니다.

예를 들어 호흡곤란 때문에 5분만 운동이 가능하면, 하루에 5분 운동을 6번 시행해서 총 30분 동안 합니다. 최소한 주 3일 이상 시행하며, 운동 중 산소포화도는 90% 이상을 유지합니다.

운동 강도는 심하게 숨이 차는 정도로는 하지 말고, 약간 숨찬 정도가 좋습니다. 최대 운동 강도의 약 60%로 하는 것을 권장합니다. 걷기, 자전거 타기, 수영 등 모두 가능하지만 물에 들어가면 수압 탓에 호흡곤란이 심해질 수 있습니다. 때문에 중증 COPD 환자에겐 수영을 권하지 않습니다. 실내 자전거나 러닝머신을 이용한 운동도 좋습니다.

② 근력운동

운동 강도는 한번에 10번 정도 들 수 있을 무게로 합니다. 10번 들기를 총 2~3세트 반복합니다. 10번 들고 세트 사이에 휴식 기간은 2분 미만으로 합니다. 팔·다리 근력 운동 모두 진행합니다. 가능하면 엉덩이·허벅지·어깨처럼 큰 근육 중심으로 하는 것이 효과적입니다.

집에서 쉽게 할 수 있는 팔 근력 운동은 아령 들기, 벽 짚고 팔굽혀펴기가 있습니다. 다리 근력 운동은 앉은 자세에서 다리 들기, 누워서 다리 들기, 벽 이용 스쿼트, 누워서 엉덩이 들기, 계단 오르기 등이 있습니다.

다음은 팔 근육운동입니다.

벽 짚고 팔굽혀펴기

벽에서 30cm 정도 떨어져 섭니다. 발을 어깨너비로 벌리고, 손을 어깨 높이에서 어깨너비로 짚습니다. 코가 벽에 닿을 듯 말 듯 한 자세까지 천천히 내려갔다 올라옵니다. 만약 통증이 있으면 벽 쪽으로 좀 더 다가가고 손 간격을 좁혀 시행합니다.

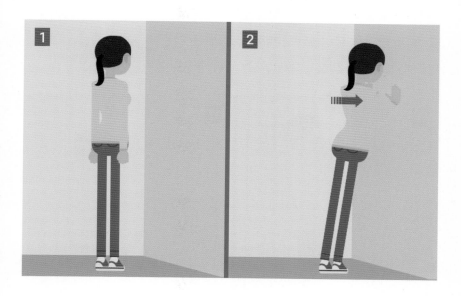

다리 근력 운동입니다

1. 벽 이용 스쿼트

선 자세에서 등을 벽에 붙이고, 천천히 무릎을 구부렸다 폈다 합니다.
이때 무릎을 너무 많이 구부리면 무릎관절에 무리가 갈 수 있어서 90도
이상은 구부리지 않습니다. 10번 정도 반복해도 힘들지 않으면 한쪽 다리
를 들고 반대쪽 다리로만 시행합니다. 벽을 이용하지 않는다면 넘어지지
않도록 책상이나 의자를 짚고 하는 것이 좋습니다.

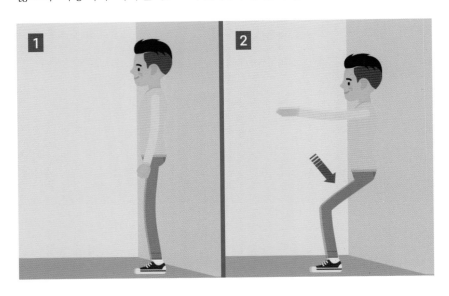

2. 앉아서 다리 들기

의자에 앉은 상태에서 한쪽 무릎을 펴고 허벅지에 힘을 주면서 10까지 천천히 셉니다. 이후 무릎을 구부려 다리를 내리고, 2~3초간 휴식을 취한 후 다시 드는 동작을 반복합니다. 강도가 약하다고 느껴질 땐 모래주머니를 발목에 달고 하면 강도를 높일 수 있습니다. TV를 보면서 반복하면 지루하지 않게 할 수 있습니다.

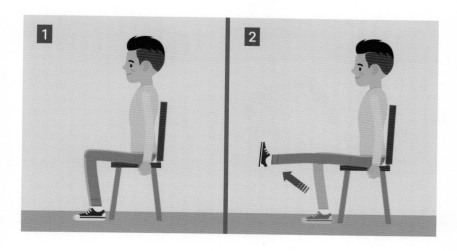

3. 누워서 엉덩이 들기

누운 상태에서 양쪽 무릎을 세우고 양팔은 몸통 옆으로 약간 벌려서 자연스럽게 놓습니다.

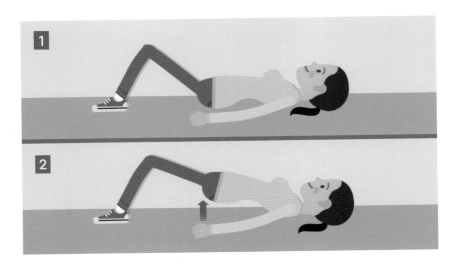

엉덩이를 들어서 10까지 천천히 세고 엉덩이를 내립니다. 허벅지·엉덩이 근육뿐만 아니라 허리 근육을 강화해줘서 허리 통증 예방에도 도움이 됩니다.

4. 계단 오르기

따로 시간 내서 운동하기 힘들면 평소 엘리베이터 대신에 계단을 오르는 것도 방법입니다. 계단 오르기는 유산소 운동과 다리 근력 운동 효과를 모두 얻을 수 있습니다. 계단을 오를 때 허리를 꼿꼿하기 세워야 척추에 부담을 줄일 수 있습니다. 발 모양은 11자를 유지하고 두 발의 간격은 주먹 하나가 적당합니다. 5분이면 아파트 계단을 기준으로 15~20층 정도를 충분히 오를 수 있습니다. 익숙해지면 점점 층수를 늘려서 하루에 60층 이상 오르면 더욱 좋습니다.

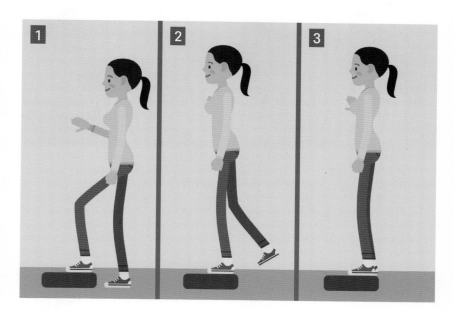

③ 유연성 운동

만성 폐질환자는 흉곽과 주변 호흡보조근육, 관절의 유연성이 감소돼 있습니다. 때문에 이에 대한 스트레칭 운동이 필요합니다. 전체적으로 어깨와 팔을 넓게 벌리거나 상체를 좌우로 기울이며 뒷머리에 손을 깍지 끼고 가슴을 벌리는 흉곽을 스트레칭을 해줍니다. 팔을 벌릴 때 심호흡과 함께 하는 것이 좋습니다.

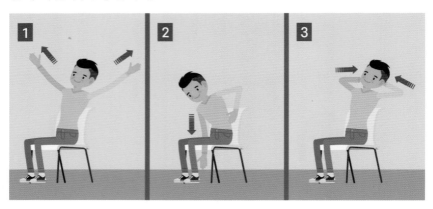

– 어깨와 팔을 넓게 벌리는 흉곽 스트레칭

– 상체를 좌우로 기울이는 흉곽 스트레칭

– 뒷머리에 손을 깍지 끼고 가슴을 벌리는 흉곽 스트레칭

만성 폐쇄성 폐질환(COPD) 환자의 재활 및 가래 배출 방법

▶유튜브 : https://www.youtube.com/watch?v=REAT-39q-Bs

▶콘텐츠 : https://blog.naver.com/drkns9557/222195685932

만성 폐쇄성 폐질환(COPD) 환자는 끈적한 가래가 많이 생깁니다. 가래가 잘 배출되지 않고 정체하면 호흡이 힘들어질 뿐만 아니라 염증으로도 이어질 수 있어서 적절하게 배출하는 것이 중요합니다. 가래가 있을 때 짧게 기침을 하는 것은 기운만 소모되고 배출에는 도움이 안 됩니다.

COPD 환자의 가래 배출 방법도 소개합니다.

① 머리를 약간 숙이고 의자에 기대어 앉는다
② 코로 천천히 깊게 숨을 들이마신 다음 '성문'을 닫고 3초 동안 숨을 멈춘다(성문은 후두부에 있는 발성장치로, 목젖 주변 부위다)
③ 흉부와 복부의 압력을 높인 후 성문을 열면서 처음에는 가볍게 기침을 한다
④ 이후 세게 기침을 해서 가래를 배출한다
⑤ 가래가 깨끗하게 배출될 때까지 몇 차례 반복한다

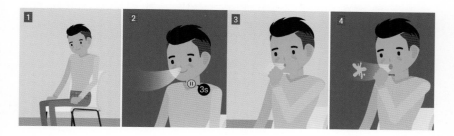

다음 자료를 꼭 참고해 보세요!

만성 폐쇄성 폐질환(COPD) 환자의 재활 및 차분한 상태에서 진행하는 호흡법
▶유튜브 : https://www.youtube.com/watch?v=7sviZwyU2X4
▶콘텐츠 : https://blog.naver.com/drkns9557/222190145560

만성 폐쇄성 폐질환(COPD) 환자들의 호흡은 건강한 사람에 비해 빠르고 얕습니다. 만약 숨쉬기가 힘들어지면 이런 상황은 더 악화됩니다. 빠르고 얕은 호흡은 폐에서 가스 교환이 이뤄지지 않는 부위에서 공기의 이동만 늘어나기 때문에 효율이 낮고 호흡곤란을 해소시켜주지 못합니다.

이 때문에 불안해서 운동을 지속하지 못하고, 호흡곤란이 심해지는 악순환이 이어집니다. COPD 환자들의 적절한 호흡법의 기본은 차분하게 이완된 상태에서 하는 것입니다. 만성 폐쇄성 폐질환(COPD) 환자의 호흡 재활 중 횡격막 호흡법과 오므린 입술 호흡법에 대해 정리했습니다. 아울러 운동 중 호흡곤란이 생겼을 때 안정시키는 호흡 안정법도 알아보겠습니다.

① 횡격막 호흡법

횡격막 호흡은 흉곽 주변 보조 호흡근의 사용을 줄이고, 횡격막의 운동을 증가시킵니다. 때문에 호흡으로 인한 피로는 줄이고, 호흡의 효율은 높입니다. 횡경막 호흡은 우선 누워서 기대거나 앉은 편안한 자세 취합니다. 이후 한 손은 가슴, 한 손은 배에 올립니다. 흡기 시 가슴은 움직이지

않고 배가 움직이는 것을 느끼며 호흡합니다. 처음에는 5~10분 동안 하루 3회 실시하고, 점차 시간을 늘립니다. 가장 편한 자세에서 시작해 점차 누운 자세, 앉은 자세, 선 자세, 보행하면서 호흡할 수 있도록 훈련합니다.

횡경막 호흡
　- 누운 자세 횡경막 호흡법
　- 앉은 자세 횡경막 호흡법

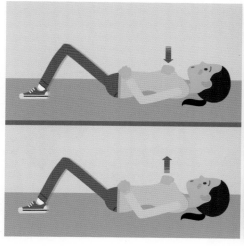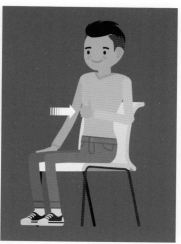

② 오므린 입술 호흡법

오므린 입술 호흡법은 입안에서 공기 압력을 높이고, 기도로 전달합니다. 이런 원리로 소기도의 폐쇄와 가래 축적을 막습니다. 또 숨을 내쉬는 시간을 연장시켜서 호흡수를 감소시키고, 안정 시 폐 용적을 늘려서 운동 능력을 향상시킵니다.

목과 어깨 근육이 이완된 상태로 천천히 코를 통해 흡입하고, 내쉴 때는 입술을 둥글게 모아서 촛불을 불 듯 천천히 공기를 배출합니다. 들숨과 날숨 비율이 1대 2가 되도록 합니다. 이완된 상태에서 천천히 길게 호흡하고, 억지로 내쉬는 것은 피합니다.

오므린 입술 호흡법

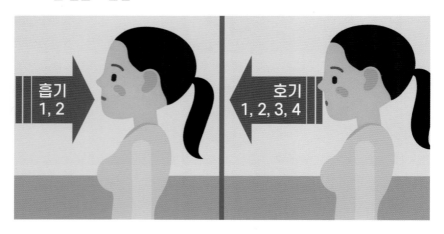

③ 호흡곤란이 생겼을 때 호흡 안정시키는 '앞으로 기대기'

운동 중 호흡곤란이 나타났을 때 불안해하면 호흡이 가빠져서 상태를 더 악화시킵니다. 이 때는 호흡 안정법인 '앞으로 기대기'가 도움이 됩니다. 팔로 몸을 지탱하면서 상체를 앞으로 기울입니다. 복부근육을 이완시켜서 횡격막이 쉽게 아래로 내려가도록 도와줍니다. 또 팔을 고정시켜서 흉곽 주변 호흡 보조근이 효과적으로 작용하도록 합니다. 의자에 앉아 팔꿈치를 받치고 상체를 앞으로 기울여서 천천히 숨을 쉬면 됩니다.

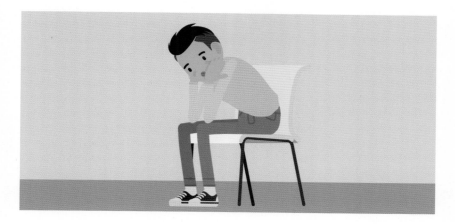

| 8부 |

비염 성장

알러지 비염+성장 / 축농증 / 후비루
잦은 감기 / 생활정보

1.

코 알레르기란 무엇인가

　코 알레르기는 코막힘, 재채기, 콧물, 두통이 반복해서 생기는 만성질환입니다. 때문에 아이가 고통스럽고, 부모도 정신적, 경제적 부담을 받습니다.

　알레르기는 신체가 특정한 원인 물질에 노출되면 항원항체반응에 따라 과민반응이 발생하는 현상입니다. 원인 물질은 꽃가루, 동물의 털과 비듬, 곰팡이, 집먼지 진드기, 음식 등 다양합니다. 또 사람마다 알레르기 반응을 일으키는 원인 물질이 다릅니다. 이외에 최근 심화되고 있는 환경오염, 화학제품 노출도 알레르기에 영향을 줍니다.

　알레르기는 특정 원인 물질인 항원에 반응하는 신체 부위에 따라서 비염, 천식, 결막염, 아토피 등으로 나타납니다. 특히 알레르기 비염은 알레르기 질환 중 가장 흔한 종류 중 하나입니다. 알레르기 비염에 따른 염증이 지속하면 만성 축농증으로도 이어질 수 있습니다.

　한의학에선 알레르기를 폐·비장·신장의 기가 허해서 신체가 차가워지고, 노폐물이 코에 축적돼 발생하는 것으로 봅니다.

2.

어린이 코 알레르기, 바로 치료해야 하는 이유

첫째, 코 알레르기가 있는 아이들은 건강한 다른 아이들보다 성장 발육이 늦습니다. 콧속 점막에 염증이 있어서 항상 부어 있고, 코로 숨 쉬는 것이 힘들어집니다.

결국 부어 있는 점막 때문에 신체에 공기가 잘 드나들 수 없고, 연쇄적으로 영양장애까지 발생합니다. 코가 늘 막혀 있어서 냄새를 잘 맡지 못하고, 입맛이 없어서 식사를 많이 안합니다. 알레르기 비염이 있으면 콧속 점막이 염증 탓에 항상 부어 있습니다. 때문에 코로 숨을 쉬기 힘들어 입 호흡을 하게 되며, 밤에도 수면의 질이 낮아집니다. 코 알레르기 때문에 코가 막히면 잠을 잘 때도 숨을 깊게 들이 마시지 못합니다. 얕은 숨은 깊은 잠을 방해해서 성장호르몬이 활발하게 분비되는 밤 11시에서 새벽 1시 사이의 숙면에 지장을 줍니다.

둘째, 코 알레르기가 몇 년씩 지속되면 아이들은 코로 숨을 쉬는 비강호흡을 못 하고 입으로 숨을 쉬는 구강호흡을 합니다. 입으로 숨을 쉬는 상황이 몇 년간 지속되면 위턱 치아가 돌출하고 주걱턱이 되는 등 얼굴

형태에도 문제가 발생합니다. 결국 턱과 입이 비정상적으로 튀어나옵니다. 치열이 고르지 못하고, 들쭉날쭉 나온 치아 때문에 얼굴형이 이상하게 변형됩니다.

셋째, 알레르기 비염이 만성 축농증이나 후비루 증후군, 천식이 될 위험이 있습니다.

알레르기 비염이 오래 되면 염증이 코 주위 부비동까지 퍼져서 고름이 차고 축농증이 됩니다. 아울러 코의 고름이 목으로 넘어가서 기관지를 자극하면 만성 기침이 발생하고, 천식에도 영향을 줄 수 있습니다.

축농증 어린이는 코의 농이 목으로 넘어가서 기관지를 자극해, 만성 기침을 하는 후비루증후군이 될 수 있습니다. 만성 기침은 천식으로 진행되기도 하는데, 고질적인 천식이 되면 치료도 어렵고, 아이의 고생이 심합니다.

넷째, 집중력이 떨어지고 기억력이 약해집니다. 공부하는데 몰두해야 하는 수험생이나 학생들은 이 때문에 학교 공부에 지장을 받고, 성적이 떨어지기도 합니다.

다섯째, 코 알레르기가 있는 아이들은 정서가 불안해집니다. 환자는 여러 차례 증상을 경험하고 또 언제 증상이 악화될지 몰라서 평소 불안한 마음을 갖게 됩니다. 특히 심리적으로 약해져 있고, 우울한 경우가 많습니다. 콧물과 재채기, 코막힘으로 주위가 산만해지면서 침착하지 못한 행동이 이어집니다. 부모가 자주 야단을 치면 아이는 부모의 기대를 충족시키지 못한다는 자책감으로, 난폭하고 반항적인 아이로 변할 수도 있습니다.

3.

봄 꽃가루 알레르기와
화분증 비염의 특징

봄의 중심 4월이면 꽃가루에 따른 '화분증'이라는 단어를 많이 듣게 됩니다. 봄철 화분증은 삼나무 꽃가루에 의한 알레르기성 비염이 대표적입니다.

아울러 알레르기성 비염은 꽃가루뿐만 아니라 집먼지로도 발생합니다. 화분증은 계절성으로, 봄처럼 특정 시기에 알레르기성 비염에 영향을 주는 요소입니다. 집먼지는 일 년 내내 비염 증상을 일으킵니다.

봄에는 꽃가루와 집먼지가 상승 작용을 해서 알레르기성 비염을 악화시키고, 삶의 질을 떨어뜨립니다. 특히 알레르기성 비염 환자 연령이 점차 낮아지고, 어린이 환자가 증가하고 있어서 문제입니다.

다음은 꽃가루 화분증 알레르기성 비염 특징을 살펴봅니다.

과거 꽃가루 화분증에 따른 알레르기 비염은 성인 질환이었습니다. 하지만 최근 유아기로 확대돼 알레르기성 질환의 저연령화가 꾸준히 진행되고 있습니다.

알레르기성 비염의 진짜 원인을 확인하는 것은 아토피성 피부염처럼 어렵습니다. 그렇다고 치료법이 없는 것도 아닙니다. 알레르기성 비염이 만성화된 비강 속 상태를 확인하면 코 점막이 부어서 수양성 콧물이 흐르고 있는 경우가 많습니다. 그러나 화분증 같은 심한 알레르기성 비염은 코 점막이 빨갛게 부어 있는 경우는 드물고 보통 희스므레합니다.

4.

알레르기 비염의
3가지 유형 진단

첫째, 폐의 기가 허하기 때문입니다. 바람과 찬 기운이 신체에 들어왔을 때 폐의 기 발산 능력이 떨어지면서 코에 장애가 나타나는 것입니다.

이 때 주요 증상은 코가 몹시 가렵고, 재채기가 연달아 나며, 많은 콧물이 흐릅니다. 또 후각이 둔해지고, 코 점막이 붓습니다. 이 경우 한의학에선 폐의 기운을 덥게 보하고, 바람과 찬 기운을 몰아내서 흐트러뜨리며 치료합니다. 폐가 허해 생긴 알레르기성 비염은 대개 소청룡탕이라는 한약 처방과 함께 코의 부종을 가라앉히는 레이저 치료와 침 치료를 적용합니다. 이를 통해 코의 기를 뚫어주고, 순환을 잘 되게 하면 부작용 없는 완치 결과를 얻을 수 있습니다.

둘째, 폐와 비장의 기가 허해서 노폐물이 오랫동안 코에 쌓여 발병하는 경우입니다. 주된 증상은 코가 막히고 답답하며, 콧물은 말갛거나 끈적거리고 흰 것이 특징입니다. 역시 후각이 감퇴하고, 코 점막이 창백하거나 부어오릅니다. 온몸이 나른하고 어지럼증도 느낍니다. 숨이 차거나 뭘 먹어도 소화가 잘 되지 않습니다. 이 때는 비장을 튼튼하게 하고 기를 돋우며 폐를 보하는 치료를 합니다.

셋째, 신장의 기운이 허한 것으로 만성 알레르기 비염 환자에게 많이 나타납니다. 신기가 부족하고 폐가 따뜻한 기운을 잃어버렸을 때 생기는데, 폐와 신장을 따뜻하게 보하며 치료합니다.

5.

수독(水毒) 상태에서 개선해야 할 알레르성 비염 치료

알레르기성 비염은 수독 상태를 만들지 않는 것이 중요합니다. 한방에서는 알레르기 비염의 원인을 '수독(水毒)'으로 봅니다. 체내 물의 흐름이 원활하지 않으면 몸이 차가워져서 수독이 쌓이고 콧물·코막힘·아토피 증상으로 나타납니다.

증상의 국소 상태와 재채기·콧물·코막힘은 한방적으로는 한(寒)과 수독(水毒)에 의해 생깁니다. 때문에 냉기를 없애고, 몸을 따뜻하게 하며, 수독을 제거하기 위해 성질이 따뜻한 약재를 처방하는 온제(溫劑)나 몸 속의 수분을 빼내는 이수제(利水劑)를 쓰는 것이 기본 치료입니다.

이 같은 효과를 내는 대표적인 한방 처방은 '소청룡탕'입니다. 소청룡탕은 천식에도 효과가 좋지만 건강과 세신으로 몸을 따뜻하게 하며, 마황과 반하가 수독을 제거하면서 천식과 알레르기성 비염을 개선합니다.

똑같은 치료 작용을 보이는 처방에 '마황부자세신탕'이 있으며, 효과가 바로 나타납니다. 등이 으슬으슬 추운 감기와 알레르기성 비염 발작에도 효과가 우수합니다.

하지만 가장 중요한 것은 단 것과 수분을 너무 많이 섭취해서 비염 악화 요인인 수독 상태를 만들지 않는 것입니다.

6.

비염·성장 동시에 잡는 복합치료
'김씨영동탕' & YD 성장원

현대의학에서 여러 약을 함께 쓰는 칵테일 요법을 사용하듯이, 영동한 의원의 '김씨영동탕'도 다양한 한약제를 사용해서 비염, 천식, 성장을 동시에 치료합니다. '김씨영동탕'은 소청룡탕과 소건중탕에 녹용, 녹각교 등 35가지 약재로 만들어서 비염과 성장을 동시에 잡는 우수한 치료법으로 평가받고 있습니다.

김씨영동탕은 알레르기 비염이 있으면서 잘 안 크는 아이에게 처방합니다. 한방에서는 알레르기 비염의 원인을 '수독(水毒)'으로 봅니다. 체내 물의 흐름이 원활하지 않으면 몸이 차가워져서 수독이 쌓이고 콧물, 코막힘, 아토피 증상으로 나타납니다. 율무 같은 한약재는 성장판 연골에 찬수독을 빼주는 기능을 합니다. YD1104는 뼈가 잘 자라지 않아서 키가 작은 아이에게 효과적입니다. 녹용·녹각에 홍화·속단·토사자 같은 성분을 더했습니다.

특히 대만에서 개최한 제17회 국제동양의학회(ICOM)에서 'YD1104 성장원이 청소년들의 키 성장에 주는 효과'라는 제목의 논문을 소개했습니다.

YDI104 성장원은 조혈작용을 활발하게 하는 '판토크린' 성분이 풍부한 녹각·녹용에 홍화씨, 속단, 토사자, 우슬 등의 한약재를 배합해서 만든 한약입니다.

홍화씨는 아이들의 뼈를 튼튼하게 하며, 속단은 성장판 속 연골세포의 분열 활동을 촉진하는 작용을 합니다. 또 토사자는 근육을 강하고 탄력 있게 만들고, 뼈를 보강하는데 도움이 됩니다. YD1104를 투여하면 1년에 3~4cm밖에 크지 않던 어린이가 10cm 이상 자라기도 합니다.

소청룡탕은 상한론에서 전해지는 비염, 천식에 효과가 좋은 처방입니다. 소건중탕은 아이들의 입맛을 돋우고 성장 발육을 촉진하는 것으로, 동의보감에서 이미 잘 알려져 있습니다.

녹용은 폐포를 재생하고 성장판을 자극해서 아이의 성장·발육에 효과적입니다. 이외에도 금은화·신이화 같은 약재는 염증을 가라앉히고, 오한·발열이나 전신 통증을 치료하는데 효과적으로 작용합니다.

알레르기성 비염은 증상을 가볍게 여기다가는 축농증 같은 다른 질환으로 진행될 수 있습니다. 특히 아이들의 키 성장을 방해하지 않게 조기 치료가 중요하기 때문에 체질을 개선하는 근본 치료를 받아야 합니다.

7.

침 뜸 아로마 치료

알레르기 비염 치료에 단일 치료보다 복합치료를 적용하는 것이 더 효과적이고 재발률도 낮출 수 있다고 강조합니다. 특히 한의학적 침, 뜸, 한약, 아로마 요법을 병행해서 알레르기 비염을 개선할 수 있습니다.

한의학에선 소아 알레르기 비염을 개선해서 발육에 도움을 주는 '성장 침'을 적용합니다. 성장 침을 자침하는 대표적인 혈자리는 △영향혈 △인당혈 △혈해혈 △양구혈 등이 있습니다.

우선 영향혈은 향기를 받아들인다는 혈자리명을 가진 코 주위 경혈입니다. 코 주위 순환과 공기 소통을 도와서 코 점막의 염증을 개선합니다.

인당혈은 양쪽 눈썹 사이 미간의 정중앙에 위치한 혈자리입니다. 알레르기 비염에 따른 코막힘, 콧물, 가려움, 코 점막 부종 같은 증상을 완화하는데 좋습니다. 검지 또는 엄지를 이용해 해당 부위를 지그시 누르면 됩니다.

아울러 인당혈은 마음을 편안하게 하는 효과도 있습니다. 불면·우울·불안 같은 증상을 개선하는데 도움을 줍니다.

무릎 관절 주변에 있는 혈해혈과 양구혈은 성장판을 자극합니다. 전기침을 이용해 자극 강도를 조절할 수 있습니다. 소화기관인 비위 경락에 속한 혈위이기도 해서 소화기능을 원활하게 합니다.

아울러 유칼립투스, 페퍼민트 오일을 사용한 인도에서 기원한 아로마 요법은 코나 기관지 점막을 자극해서 면역기능을 활성화하는데 도움을 줍니다.

뜸·추나 요법이 아이 성장에 도움을 줄 수 있습니다. 복부 뜸은 소화기능을 강화시켜서 영양소의 충분한 흡수와 전신 순환을 유도합니다. 성장과 관련된 뜸 자리는 천추·중완·상완·하완이 있습니다. 아이의 성장과 발달을 위해 경락 자극 마사지를 시행해 왔습니다. 이를 '소아 추나요법'이라고 합니다.

8.

비염의 생활관리 및 예방

아이 성장을 위해 피해야 할 나쁜 생활습관들이 있는데 다음과 같습니다.

- 무거운 가방을 한 쪽으로 멘다
- 엎드리거나 한 쪽으로만 누워서 잔다
- 공부할 때 한 팔을 책상 위에 두고 그 팔에만 몸을 기댄다
- 앉을 때 옆으로 많이 기대서 앉는다
- 등과 허리를 굽히고 앉는 습관이 있다

아울러 성장판과 성장 치료를 해야할 최적의 시기는 언제가 좋을지 궁금해 하는 분들이 많습니다. X선에서 성장판이 닫혀 있으면 키 성장을 포기해야 하는지 묻는 부모들도 많습니다. 그런데 숨은 키를 찾아내면 충분히 더 클 수 있습니다.

영동한의원을 찾은 19세 남학생은 비염이 있었고, 키가 170cm에 그쳤

습니다. 1년 동안 처방했는데 이후 키가 5cm 더 자랐습니다. X선 상에서는 성장판이 닫혔더라도 성장판의 3~5% 정도는 열려 있는 경우가 많습니다.

이것은 사진이 완벽하게 판별해 내지 못하는 부분입니다. 이런 경우 여학생은 17세, 남학생은 20세까지 약 3~5cm 더 클 수 있습니다. 발목뼈·무릎뼈는 성장판이 빨리 닫히는 부위지만 관절과 척추는 성장판이 늦게 닫힙니다. 이 부위를 한약과 침 치료로 집중 자극해서 키를 키우는 노력이 필요합니다.

키 성장 치료에 좋은 시기는 아이가 또래보다 평균키가 작을 때입니다. 동의보감에선 4~6세에 평균보다 키가 작으면 성인이 돼서도 평균에 미치지 못할 수 있다고 기록돼 있습니다.

방학은 아이 키 성장에 집중할 수 있는 최적의 시기입니다. 키 성장을 방해하는 원인을 찾아내고, 키 성장 치료를 받을 수 있습니다.

학기 중에는 학업 스트레스 때문에 치료에 집중하기 어렵습니다. 하루 30분 햇빛을 쬐며 운동하고, 오후 10시에는 잠자리에 드는 습관을 만들어야 합니다. 녹차의 카테킨 성분은 알레르기 체질을 바꿔주는 항히스타민 효과가 있습니다. 티백 하나를 세 번 정도 우려서 수시로 마셔주면 도움이 됩니다.

'알레르기 비염' 개선 지압법 영상

동영상 유투브(https://www.youtube.com/watch?v=v7D_TJjp5OM)

① 대추혈(大椎穴) 지압

대추혈은 목뼈에 있습니다. 고개를 앞으로 숙이면 제일 많이 튀어나오는 목뼈입니다. 정확하게는 일곱 번째 목뼈 바로 아래입니다. 이 대추혈 주변을 손가락으로 꾹꾹 눌러서 지압하면 알레르기 비염 증상 완화에 도움이 됩니다.

대추혈을 뜨끈한 타월이나 찜질팩 등을 이용해 따뜻하게 해줘도 도움이 됩니다. 샤워를 할 때 샤워기에서 쏟아지는 온수를 대추혈에 대고 있는 것도 방법입니다. 대추혈의 꾸준한 자극은 알레르기 비염 개선과 함께 감기 예방 및 증상 완화에도 좋습니다.

② 풍지혈(風池穴) 지압

풍지혈은 목 뒤 중앙의 움푹 파인 곳에서 양쪽으로 4~5cm 떨어져 있는 오목한 지점입니다. 조금더 설명하면 귓불 뒤쪽으로 튀어나온 머리뼈를 지나 머리카락과 목이 만나는 움푹 파인 곳입니다.

풍지혈을 엄지나 검지로 지그시 누르면 알레르기 비염으로 막힌 코가 뚫리는 효과가 있습니다. 머리와 뒷목이 시원해지는 것도 느낄 수 있습니다. 이곳은 중풍 예방에도 효과가 있습니다. 풍지혈의 풍(風)은 중풍, 지(池)는 제거한다는 의미가 있습니다.

③ 인당혈(印堂穴) 지압

양쪽 눈썹과 눈썹 사이의 혈이 인당혈(印堂穴)입니다. 미간의 제일 가운데입니다. 엄지나 검지로 인당혈을 지그시 누르면 알레르기 비염에 따른 다양한 코 증상을 개선하는데 좋습니다. 인당혈은 두통 개선에도 효과가 있는 것으로 알려졌습니다.

④ 영향혈(迎香穴) 지압

양쪽 콧방울과 흔히 팔자주름으로 부르는 콧방울 양 옆으로 난 주름의 중간 부위입니다. 콧방울 쪽에 더 가까운 곳입니다.

영향(迎香)은 향을 맞이한다는 뜻입니다. 음식 냄새를 맡을 수 있는 기능을 가진 혈이 영향혈입니다. 알레르기 비염 등으로 코막힘이 있을 때 이 영향혈을 집게손가락(검지)으로 꾹꾹 누르거나 문지르면 알레르기 비염과 축농증으로 생긴 콧물·코막힘을 줄입니다. 기관지 건강에도 도움이 됩니다.

9.

잘 먹지 않는 아이의 '신진대사·성장' 돕는 마사지 요법 3가지

특히 잘 먹어도 소화기 계통이 약해서 신진대사가 원활치 않으면 성장의 발목을 잡을 수 있습니다. 이처럼 소화기 계통이 약해서 성장에 부정적인 영향을 줄 수 있는 아이에게 도움이 되는 마사지 요법 3가지가 있습니다. 소개하는 3가지 마사지 요법은 아이의 정기를 왕성하게 하고, 신진대사를 촉진하는 효과가 있습니다. 고른 영양 섭취, 충분한 수면, 적절한 운동과 함께 마사지를 자주 해주면 아이 성장에 도움이 될 수 있습니다.

신진대사·성장 촉진하는 마사지 요법

① 날척(捏脊) 요법

날척(捏脊) 요법은 쉽게 설명하면 척추를 따라서 양옆을 주무르는 것입니다. 척추 양쪽에 위치한 배수혈(背腧穴)을 자극해서 성장하는 아이들의 장부 기능을 활성화시킵니다. 배수혈은 등에 있는 혈로, 오장육부의 경기(經氣)가 등에 주입되는 곳이라는 뜻에서 붙여진 이름입니다.

- 아이를 엎드리게 한다
- 엄지·검지·중지를 이용해서 척추 양옆 피부를 살짝 잡아당기며 위로 올라간다
- 등 부분을 아래에서 위로 집어주는 느낌으로 한다
- 3–5회 시행한다

② 마복(摩腹) 요법

마복(摩腹)은 손바닥으로 배를 문지르는 방법입니다. 문지를 마(摩)와 배 복(腹)자를 씁니다. 마복 요법으로 아이의 소화기능을 개선할 수 있습니다.

- 손바닥 또는 손가락 네 개를 이용한다
- 시계방향으로 배를 문질러 준다
- 20~100회 시행한다

③ 유족삼리(揉足三里) 요법

족삼리혈은 성인 기준 무릎 바깥쪽 아래 모서리에서 8~9cm 밑에 있는 부위입니다. 아이는 신장에 따라 위치가 다를 수 있습니다. 무릎 아래 부위가 끝나는 지점에서 아이 손으로 엄지손가락을 뺀 손가락 네 개 정도 넓이 떨어진 곳입니다. 족삼리혈을 자극하는 유족삼리는 기운을 아래로 내리고, 상·하체 기를 원활하게 해서 성장 및 혈액순환 개선에 도움이 됩니다.

- 엄지손가락 끝으로 족삼리혈을 누르거나 문지른다
- 한 번 하면 20~100회 시행한다

10.

우리 아이 '알레르기 비염' 예방에 도움 되는 차(茶)

다음 자료를 꼭 참고해 보세요!

▶유튜브 : https://www.youtube.com/watch?v=fYw_ZFAmzzM

▶콘텐츠 : https://blog.naver.com/drkns9557/221944534720

축농증·알레르기 비염 개선 돕는 '수세미' 차

알레르기 비염이나 축농증은 꾸준하게 치료해서 관리해야 합니다. 병원 치료와 함께 가정에서 할 수 있는 방법들을 병행하면 더 나은 증상 개선 효과를 기대할 수 있습니다.

약물 치료 후에도 자주 비염과 축농증이 재발하면 생리 식염수를 이용한 코 세척이 도움이 됩니다. 이외에 도움이 될 만한 가정요법으로 채소류인 '수세미'를 이용하는 것이 있습니다. 잘 알려지지 않았지만 알레르기 비염 및 축녹증 개선에 수세미를 활용하는 방법을 소개합니다.

축농증 약재로도 쓰는 '수세미'

수세미는 일상생활에서 흔하게 찾는 채소는 아닙니다. 하지만 사포닌, 루페인, 시트룰린 등 건강에 도움이 되는 성분을 함유하고 있어서 효소로 만들거나 즙을 내어 먹기도 합니다. 말린 후 끓여서 마시기도 합니다.

특히 수세미의 뿌리·잎·줄기·넝쿨·열매에는 모두 축농증 치료 성분이 있어서 한방에서 빼놓을 수 없는 축농증 치료 약재로 사용합니다. 수세미를 한약재로 사용할 땐 사과(絲瓜)로 칭합니다.

특히 성질이 시원한 수세미는 몸의 지나친 열을 내려서 코의 농이 심하거나 두통으로 머리가 아픈 만성 축농증에 효과가 좋은 것으로 알려졌습니다. 이외에도 △알레르기 비염 △기침 △기관지 천식 △가래 완화에 좋고 피를 맑게 하는 청혈 작용도 합니다.

여성은 출산 후 몸에 열이 많아서 젖이 붓고 아프면서 유즙이 잘 나오지 않을 때 수세미를 달여서 먹으면 젖이 잘 돕니다.

수세미 이렇게 활용하면 좋습니다.
① 말린 수세미 뿌리·넝쿨을 준비한다.
② 그을린 후 가루를 낸다.
③ 가루를 하루에 세 찻숟가락씩 3회 먹는다.
④ 가루는 물에 타서 마셔도 된다.

*꼭 기억하세요!
성질이 차가운 수세미는 소화기관이 약해서 설사를 자주하거나 배 주

변이 찬 사람은 섭취를 피해야 합니다. 임신부도 먹지 말아야 합니다.

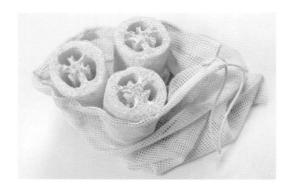

11.

코·기관지 막힘 개선하는
목련 꽃봉오리 '신이화' 차(茶) 만들기

겨울에서 봄으로 넘어가는 환절기에는 호흡기 질환에 많이 걸립니다. 봄이면 알레르기 비염 때문에 코가 막히고, 기관지가 답답한 증상이 이어질 수도 있습니다. 코·기관지 같은 호흡기가 막히거나 답답한 증상을 개선하는데 도움이 되는 천연 약재 식물이 있습니다. 바로 이른 봄에 만날 수 있는 '신이화(辛夷花)'입니다.

목련은 봄에 흐드러지게 폈다가 금방 시드는 대표적인 봄철 식물입니다. 목련이 꽃을 피우기 직전의 꽃봉오리를 한방에서 약재로 사용할 때 '신이화(辛夷花)'라고 부릅니다.

신이화의 특징은 한자에서 짐작할 수 있듯이 약간 매운 맛을 내는 따뜻한 성질을 갖고 있습니다. 특히 향이 진한 매운 성질의 신이화는 밖으로 퍼지는 특징을 보입니다.

때문에 신이화를 약재로 사용하면 신체 땀구멍을 열어서 가래·땀·소변 배출을 돕습니다. 신체 노폐물의 체외 배출을 도와서 호흡기 증상을 개선하는 것입니다.

이런 신이화는 알레르기 비염이나 축농증에 따른 막힌 코를 뚫어주고, 기관지·폐처럼 공기가 드나드는 길인 기도를 열어주는 효과가 있습니다.

신이화 차(茶) 이렇게 만들어서 마셔요

신이화는 꽃봉오리가 터지기 전에 따서 그늘에 말렸다가 사용합니다. 2월 중순 즈음부터 꽃봉오리가 손가락 한 마디 정도 됐을 따는 것이 좋습니다. 신이화 말린 것은 약재상이나 쇼핑몰에서도 구매할 수 있습니다.

① 신이화를 찬물로 세척한다
② 신이화 10~20g에 물 약 2리터(ℓ)를 넣고 달인다
③ 물이 끓으면 약한 불로 줄여서 30분 이상 더 끓인다
④ 신이화를 걷어 내고 우려낸 차를 보관해서 마신다

*꼭 기억하세요!
신이화 등 목련은 자궁근육을 수축하는 작용이 있어서 임신 중인 여성은 피해야 합니다.

12.

점액이 고이거나 목으로 넘어가는 느낌의
후비루 증후군

일반적으로 기침은 기관지가 나쁘거나 폐 이상으로 발생합니다. 하지만 감기 이후 10일 이상 기침이 계속될 땐 후비루증후군를 의심할 필요가 있습니다.

후비루증후군은 코와 목에서 분비하는 점액이 밖으로 나오지 않고 인두에 고이거나 목으로 넘어가는 느낌의 증상을 말합니다. 점액이 목 뒤로 계속 넘어가면 불편하고 이물감이 생깁니다. 이 때문에 계속 헛기침이 생기고 뱉어내려고 애씁니다. 증상이 심하면 목이 아픈 인후통이 동반되고 목도 아파서 호흡도 많이 불편해집니다.

보통 감기, 호르몬 분비 변화, 추운 날씨 등으로 점액이 너무 많이 분비 되거나 알레르기, 비강염증, 낮은 습도 등으로 그 점도가 진해질 때 발생합니다.

또 위식도 역류 등으로 인해 연하장애가 생긴 경우에도 나타날 수 있습니다. 특히 잠자는 동안에는 연하작용의 빈도가 줄어들기 때문에 점액이 인두에 고일 수 있습니다.

감기나 비염, 축농증을 고질적으로 앓고 있는 알레르기 체질의 사람은 만성기침과 이물감이 더 심해질 수밖에 없습니다.

원래 코의 점막 등에서 분비된 점액은 비강을 적시면서 이물질을 정화시키는 작용과 비강을 촉촉하게 유지시키면서 이물질이 기도나 폐로 들어가는 것을 막는 작용을 합니다.

하지만 이 코의 점액이 지나치게 많아지고, 끈끈해지면서 코로 나오지 않고 뒤쪽인 목으로 흘러 인두 등을 자극하면서 기침을 하게 됩니다.

13.

우리 아이 노란 코,
'소아 축농증' 주요증상

어린 아이가 급성 축농증에 걸리면 누런 코가 나오고 밤낮으로 심한 기침을 합니다. 특히 아침에 증상이 더 심해져서 가래가 끓거나 구역질을 하기도 합니다.

급성 축농증을 방치하면 다른 질환처럼 만성으로 이어집니다. 만성 축농증이 되면 누런 고름 형태의 콧물이 나오고, 코가 목 뒤로 넘어가서 기관지에 염증을 일으킵니다. 만성 기관지염이나 기관지 확장증의 원인이 되기도 하기 때문에 조심해야 합니다.

한방에선 축농증을 폐나 쓸개에 바람·한기·습기가 스며들어서 열이 생기면서 나는 병으로 봅니다.

어린이들에게 일어나는 급성 축농증은 코막힘, 콧물과 함께 냄새를 잘 맡지 못하는 증상을 보입니다. 또 염증이 있는 부비동 부위나 양쪽 광대뼈를 누를 때 통증을 느낍니다. 두통이나 미열, 권태감 같은 증상을 동반하기도 합니다.

만성 축농증은 유소아의 경우 코막힘, 누런 콧물, 만성 기침 등이 주요 증상으로 나타납니다. 취학기 이상 어린이는 주로 목으로 넘어가는 콧물 증상이나 목이 아프다고 호소합니다.

이런 상태가 더 진행되면 두통과 함께 후각이 둔감해지는 변화가 나타나고, 집중력도 떨어집니다. 아울러 콧속에 물혹이 생기는 비용도 발생합니다. 편도 및 아데노이드 염증이나 중이염, 기관지염으로 이어지는 경우도 적지 않습니다. 이것은 감기 합병증으로 발병하는 것이며, 만성 기관지염이나 기관지 확장증의 원인이 되기도 합니다.

소아 축농증의 주요 원인은 감기입니다. 감기로 인해 비염 상태에서 부비동으로 염증이 쉽게 확산되는 것입니다. 만 3세 정도의 유·소아에서 빈도가 가장 높은 것도 이 때문입니다.

알레르기성 비염이나 기관지 천식 등 알레르기 계통의 호흡기 질환을 가진 어린이도 만성 재발성 축농증을 앓게 될 확률이 높습니다. 콧속 물혹인 비용이나 아데노이드 비대처럼 코가 원래 막히는 질환이 있거나 면역 계통 질병, 선천적 섬모 기능 저하가 있어도 축농증에 잘 걸립니다.

급성 축농증이 확실하게 치료되지 않은 상태이거나 급성 염증이 3개월 동안 반복되면 만성 축농증이 생기기 쉽습니다.

여러 아이들이 함께 어울리며 호흡하는 어린이집이나 유치원 등에선 면역력이 미성숙한 유소아들끼리 서로 감기를 옮기는 사례가 많습니다.

이렇게 옮은 감기가 나았다가 다시 앓는 과정을 거듭하면 어느 새 축농증이 만성화됩니다. 때문에 감기 증상이 나타나는 즉시 주의 깊게 아이들을 살피고, 적절한 치료와 관리를 받아야 합니다.

14.

소아 축농증의
치료는 어떻게 하나

소아 축농증을 치료할 땐 수술을 받지 않고 약물 치료 등을 통해서도 나을 수 있습니다. 약물치료는 항생제를 중심으로 이뤄집니다. 급성 환자인 경우 10~14일, 만성인 경우 3~4주 정도만 치료를 받아도 대부분 증상이 개선되거나 완전히 없어집니다.

항생제 치료로 금방 상태가 좋아지더라도 완치된 상태가 아니면 또 다시 수일 내에 재발하는 경우가 있습니다. 때문에 충분한 기간 동안 꾸준히 치료를 받는 것이 중요합니다.

한방에선 체질을 개선하고 반복적인 염증을 근원적으로 제거하기 위해 기를 보호해 주는 '보중익기탕' 등의 약물을 2~3개월 처방합니다. 또 잦은 감기가 원인이면 폐의 기운을 강화하면서 체력을 보강하는 약물을 투여합니다.

특히 만성화된 경우엔 기운을 돋우는 약물을 처방합니다. 침 치료는 안면과 코 주위의 경혈을 공략하는 방법과 전신 경혈에 침을 놓아 몸의 정기를 강화하는 방법을 함께 사용합니다.

급성은 대개 4주 정도의 치료로 콧속의 염증을 제거할 수 있습니다. 만성은 치료가 길어지며 환자의 체질과 증상에 따라 다르지만 수년간 치료하는 경우도 있습니다.

또 염증이 부비동 어느 한 부위에 국한된 것은 치료 효과가 좋지만 양쪽에 발생하면 치료 후 경과가 좋지 않을 수 있습니다. 특히 알레르기성 비염이 함께 나타난 경우 치료가 더욱 길어질 수 있습니다.

이때는 한방 치료와 함께 최근 많이 적용되고 있는 레이저 치료를 병행하면 좋은 효과를 볼 수 있습니다. 아울러 식염수를 코로 들이마시는 코세척 요법 등 자가 치료법도 도움이 됩니다.

15.

감기재발 '허약 체질' 아이에게 효과적인 '소건중탕'

봄철 환절기를 비롯해서 감기를 달고 사는 아이들이 있습니다. 어린이 감기는 단순히 감기에 그치지 않습니다. 중이염으로 이어져서 청각 기능에도 악영향을 줄 수 있습니다.

증상이 심해지면 비염이나 폐렴으로도 악화할 수 있어서 예방하거나 잘 치료하는 것이 중요합니다. 허약 체질이어서 유독 감기에 잘 걸리는 아이들은 양의 기운을 키워서 면역력을 높여주면 감기와 멀어질 수 있습니다. 감기와 함께 동반하는 복통 등 다른 증상 개선에도 도움이 됩니다.

허약 체질 아이의 양(陽)의 기(氣)를 강화는데는 소건중탕(小建中湯)이 가장 좋습니다. 소건중탕은 어린이를 위해 만들어진 처방이라고 해도 지나치지 않습니다. 병치레를 많이 하는 아이에게 도움이 되는 한방 치료약입니다.

소건중탕에서 '건중'은 인간의 한가운데, 즉 위장을 중심으로 하는 내장을 건강하게 한다는 뜻입니다. 한 가지 더 중요한 것은 소건중탕 처방에 계지탕(桂枝湯)이 포함된다는 것입니다.

계지탕은 감기에 걸리는 것을 예방하고, 피부를 강하게 하는 작용이 있습니다. 아울러 기(氣)의 기능, 특히 그 중에서도 본래 우리 신체에 갖추어져 있는 양(陽)의 기를 강화하는 작용을 합니다.

이처럼 소건중탕은 작약감초탕(芍藥甘草湯)과 계지탕을 잘 혼합해서 만들었기 때문에 복통 등 위장의 여러 가지 증상을 개선하는데도 효과적입니다.

아울러 피부 기능을 강화하고 감기를 예방하는 작용을 합니다. 때문에 한방에선 '허약=소건중탕'이라는 공식이 성립될 정도로 허약 체질 아이를 위한 처방으로 널리 알려져 있습니다.

소건중탕 효과와 관련 일본 후쿠시마현의 젊은 엄마로부터 편지를 받은 적이 있습니다. 여성잡지에 '허약한 아이의 한방 치료'라는 제목으로 기고한 칼럼을 보고 연락을 해온 것입니다.

이 여성의 여섯 살 된 아들이 뇌전증(간질) 때문에 경련약을 복용했지만 부작용이 걱정되고, 아이가 마른데다가 식사량도 적어서 가끔 복통을 반복한다고 했습니다. 아울러 감기도 잘 걸리는 허약 체질이었습니다.

이 여성은 항알레르기제와 한방약을 병용하면 아들의 증상 개선에 도움이 될 것 같아서 연락을 한 것이었습니다. 이 여성과 세 번 정도 편지를 주고받았을 때 아들의 일본 주치의가 한방약 복용을 이해를 하지 않는다고 했습니다. 하지만 이 여성은 영동한의원에서 권한 소건중탕을 아들에게 복용시켰습니다.

다행히 마지막 편지에는 다음과 같은 내용이 담겨 있었습니다. "아들이 소건중탕을 먹은 지 반달이 지났습니다. 식사를 재촉한 적이 없는 아이가 밥을 빨리 달라고 합니다."

건강을 되찾은 그의 아들이 계속 잘 자라고 있을 것이라 믿습니다.

천식·아토피성 피부염이 동반된 비염 증상의 어린이

초등학생 A군이 재채기와 코의 근질거림이 지속돼 진료를 받은 바 있습니다. 3월부터 증상이 심해졌고, 감기약을 복용해도 좀처럼 낫지 않았다고 했습니다.

콧속을 자세히 진찰한 결과 전형적인 알레르기성 비염이었습니다. 게다가 콧물의 알레르기 반응도 양성이었습니다.

알레르기 비염이 급성인 경우 점비약을 잘 사용하면서 내복약으로 기본적인 치료를 합니다. 영동한의원에선 A군에게 우선 소청룡탕을 처방했습니다.

소청룡탕 복용 1주일 후 A군의 증상이 나아지기 시작했고, 2주일 뒤에는 많이 안정됐습니다.

문제는 천식과 아토피성 피부염 등에 알레르기성 비염이 함께 있는 경우입니다. 중학생 B군은 어렸을 때 아토피성 피부염으로 고생했습니다. 이와 함께 천식 발작에도 시달렸습니다.

영동한의원에선 시박탕과 신비탕을 중심으로 치료했습니다. 이후 발작 증상이 거의 사라져서 학업에 전념할 수 있었습니다.

그러나 천식은 나아졌지만 약간씩 코가 막히더니 중학생이 된 후 코막힘이 더 심해졌습니다. 이처럼 알레르기가 상태가 바뀌어 가는 것을 '알레르기 행진'이라고 합니다.

결국은 시박탕과 갈근탕가천이신궁을 섞은 처방을 장기간 복용하고 나서 코막힘도 개선됐습니다.

6살인 C군은 감기에 걸리면 으레 가래가 달라붙는 기침을 오래 끌었습니다. 부비강 X선 검사 결과 축농증으로 진단됐습니다.

C군은 신이청폐탕을 중심으로 한 치료에서 기침은 줄었지만 콧물은 좀처럼 나아지지 않았습니다. 알레르기성 비염을 잡기 위해 소청룡탕과 소시호탕을 추가로 처방 받은 결과 증상이 개선됐습니다.

초등학생 치료사례 2

"입 호흡하는 우리 아이만 키가 작아요"

한 40대 주부로부터 상담전화가 걸려왔습니다. 아들이 초등학교 5학년인데 코 알레르기와 천식이 있는데, 같은 반에서 키가 두 번째로 작아 걱정이라고 했습니다. 나와 통화를 한 뒤 직접 한의원을 내방했습니다.

발육 불량으로 부모의 손을 잡고 내원한 초등학교 5학년 남학생 K군은 정말 보기에도 작았습니다. 그런데 엄마·아빠 모두 알레르기가 있고, K군도 어려서부터 코 알레르기와 천식, 아토피 때문에 콧물, 코막힘, 기침, 가려움증 등으로 늘 고생을 했다고 했습니다. 코가 불편한 K군은 정상적인 코호흡이 힘들어서 입호흡을 많이 한다고 했습니다.

특히 K군은 다른 어린이들보다 발육이 뒤떨어져서 늘 키가 작은 친구였습니다. 부모는 보통 키인데 아이는 좀처럼 자랄 기미가 보이지 않았습니다.

1차 진료 결과 발육 불량의 원인이 코 알레르기에 있는 것으로 판단됐습니다. 1년 동안 끈질기게 코 알레르기 약과 발육을 촉진시키는 녹용 등을 첨가해서 복용시켰습니다.

그 결과 코 알레르기가 완치된 것은 물론이고, 중학교 3학년 때는 키가 172cm로 성장했습니다.

K군과 비슷한 사례인 12세 여학생 C양도 초진 당시 키가 136cm로 또래의 평균키인 147.8cm보다 12cm 정도 작았습니다. C양은 늘 감기에 걸려서 코가 막히고 콧물이 목 뒤로 넘어가는 증상이 심했습니다. 비염이 만성화돼 축농증이 됐습니다.

코 점막 부종과 기침·가래가 심했고 머리가 늘 아파서 공부에 취미가 없었습니다. 이런 특징 때문에 산만해서 학교 공부도 제대로 하지 못하고 있을 뿐 아니라 코막힘으로 입맛이 없었습니다. 결국 키가 잘 자라지 않아서 또래 아이들보다 많이 작았던 것입니다.

C양에게는 소청룡탕에 녹용을 첨가해서 복용시켰습니다. 그렇게 1년이 지나자 비염과 축농증 증상이 사라졌습니다. 특히 키가 20cm가 넘게 자라서 1년 4개월이 지난 후 158cm로 13세 평균치 152.1cm보다 6cm 정도 더 커졌습니다. 부모님이 얼마나 기뻐들 하시는지 그 모습이 지금도 눈에 선합니다.

초등학생 치료사례 3

"알레르기로 심리적 스트레스는 물론
친구관계도 힘들었어요"

코 알레르기에 의한 스트레스뿐만 아니라 뜻대로 되지 않는 친구관계에서 오는 스트레스로 인해 아이는 더욱 신경질적이고 반항적, 자기중심적, 내성적 성격이 됩니다.

코 알레르기가 있는 아이에겐 코 알레르기를 치료하면서 동시에 편안한 느낌과 나을 수 있다는 용기를 심어줘야 합니다.

코 알레르기로 또래와 어울리는 것조차 두려워하던 아이가 있었습니다. 초등학교에 다니는 아들의 손을 잡고 내원한 30대 주부 L의 경우입니다.

L의 아들은 생후 3~4개월 무렵 심한 태열로 고생했는데, 다섯 살이 돼 병원을 찾았을 때 알레르기성 비염이라는 진단을 받은 후 한 번도 감기에서 벗어난 적이 없었습니다.

항상 감기를 달고 사는데다 한번 걸렸다 하면 고열이 심해 감기 때문에 1년에 서너 번씩 병원에 입원하는 것이 연례 행사였습니다. 그런데 그 와중에 알레르기성 비염까지 온 것입니다.

처음에는 아이의 나이가 어려 전문적인 치료는 불가능하다고 진단받고 1년 동안 증상을 완화시키는 치료만 받아왔다고 했습니다. 하지만 아이의 비염은 점점 악화되기 시작했습니다.

수시로 흘러내리는 콧물을 닦아내느라 나중에는 코 밑의 피부가 심하게 헐어서 많이 힘들어 했습니다. 학교를 다니기도 힘들 정도였는데, 눈 주변이 퍼렇게 돼 언뜻 보면 안경을 쓴 것처럼 보이기까지 했습니다. L씨의 아들은 정확한 원인을 밝히기 위해 스킨 테스트를 받았고 약 40가지 종류의 실험 결과 직접적인 원인은 집먼지진드기로 밝혀졌습니다.

두 달 동안 일주일에 한 번씩 주사를 맞고 매일 알약과 코에 약을 흡입시키는 등 집중적으로 치료를 받았습니다. 처음에는 다소 증상이 개선돼 긍정적이었지만 얼마 지나지 않아서 재발했습니다. 약물치료를 할 때 스테로이드와 항히스타민제를 사용해서 생각지 못한 부작용도 겪었습니다.

아이의 얼굴이 달덩이처럼 둥글게 되고 어깨 부위까지 비슷한 증상이 나타나서 아이는 정신적으로도 심한 콤플렉스와 스트레스를 받았습니다.

L씨 아들은 결국 지금까지 해왔던 치료를 멈추고 새로운 한의학적 치료법으로 바꿨습니다. 치료하면서 일부 부작용도 겪고 재발하기도 했지만, 포기하지 않고 꾸준히 치료한 결과 점차 증상이 개선됐습니다. 또래와 어울리길 두려워했던 아이의 성격도 치료 전과는 달리 많이 밝아졌습니다. 한방에선 비염, 천식, 축농증, 아토피, 알레르기 등 알레르기 질환이 폐기능이 저하돼 나타나는 것으로 봅니다.

반복적으로 감기에 자주 걸리면 알레르기 성 질환일 가능성이 높습니다. 영동한의원에서 환자 개개인의 특성을 살려 새롭게 접목시킨 'YD영동탕'은 코, 기관지, 폐, 피부의 면역력이 향상돼 자연스럽게 치료가 되면서 만성 코 증상이나 기관지 기침 등을 개선하는 효과가 있습니다.

"비염, 알레르기 치료로 5cm나 키가 부쩍 자랐답니다."

어느 날 영동한의원에 마스크 소녀란 별명을 가진 17세 여학생이 찾아왔습니다. 콧물·코막힘·재채기가 심해서 초등학생 때부터 마스크를 썼다고 했습니다.

저는 이 학생으로부터 자신이 처음 내원했을 때 키가 160㎝였는데, 비염과 키 성장 치료를 동시에 받은 후 165cm까지 자랐다고 고맙게 인사를 했습니다. 저는 여기에 "인위적으로 키를 늘리기보다 성장에 걸림돌이 되는 요소를 제거한 결과"라고 설명해 주었습니다.

키가 작아서 치료를 받으러 온 환자 중 90% 이상이 비염 같은 알레르기 질환을 호소합니다.

비염은 코 호흡을 방해합니다. 코가 막혀서 냄새를 잘 맡지 못하면 식욕이 떨어지고 키 성장에 중요한 영양이 제대로 공급되지 않습니다. 숙면을 취하기도 어렵습니다. 입으로 쉬는 얕은 숨은 깊은 잠을 방해합니다.

성장호르몬은 밤 11시부터 새벽 3시 사이에 왕성하게 분비됩니다. 숙면을 취하지 못하면 분비가 감소합니다. 결국 비염이 키 크는 것을 방해하는 것입니다. 한방에서 키 성장 치료에 주로 사용하는 한약재는 녹용·녹각입니다. 판토크린이란 성분이 풍부하기 때문입니다. 판토크린은 성장호르몬이 잘 분비되게 돕고, 성장판을 자극해서 골밀도를 높입니다. 피를 만드는 조혈작용도 뛰어나고, 성호르몬 균형을 맞춰 줍니다.

9부

입호흡
VS
코호흡

1.

바른 호흡은
코로 하는 호흡이다

우리는 입으로 음식을 먹고 말을 합니다. 그러나 언제부턴가 입이 '호흡'이라는 코의 영역을 침범하기 시작했습니다. 코 질환으로 인한 코막힘이나 격한 운동에 대한 반동으로 간간히 행해지던 입 호흡이 어느새 습관이 되어 버린 것입니다.

코와 기관지를 연결하는 중간에서 기관지와도 통해 있기 때문에 전혀 힘들이지 않고도 입호흡은 가능합니다. 어떨 때는 작은 콧구멍보다 큰 입으로 한꺼번에 숨을 몰아쉬는 것이 더 편하다고 느낄 수 있습니다.

그러나 우리가 확실히 알아야 할 것이 있습니다. 몸의 기능은 편하다고 마음대로 써서는 안 됩니다. 특히 입에는 코처럼 이물질을 걸러내는 섬모나 점막의 역할을 할 만한 것이 없습니다.

에어컨이나 정화기에 필터 장치가 없다면 어떻게 될까요? 수많은 먼지와 세균의 온상지가 될 것입니다. 공기정화장치가 없는 입 호흡은 바이러스와 세균에게 우리 몸을 열어주는 것과 같습니다. 특히 입호흡은 바이러스·세균 침투에 취약하기 때문에 코로나19처럼 바이러스 질환이 심각하게 유행할 때 더욱 주의해야 합니다.

호흡을 할 때 방법에 특별히 신경을 쓰거나 고민을 하는 사람은 거의 없습니다. 체조를 하며 의식적으로 심호흡을 할 때조차 코로 들이마셔야 하는지 입으로 들이마셔야 하는지를 고민하는 사람은 없습니다.

굳이 어디로 호흡을 하는지 묻는다 해도 막연하게 '나는 코로 호흡하고 있어' 라고 생각할 뿐입니다. 다시 말해 호흡에 대해 각별히 신경 써본 적도 없으면서 자신은 입 호흡을 하지 않는다고 생각하는 것입니다.

그러나 말을 하고 있을 때, 텔레비전에 빠져 있을 때, 잠자고 있을 때, 운동을 할 때 등 여러 상황에서 호흡방법을 관찰해보면 입으로 호흡을 하는 사람들을 쉽게 찾을 수 있습니다.

특히 서비스업·영업 등 말을 많이 하는 특정 직업군은 상대적으로 입으로 호흡을 하기 쉽습니다. 일을 하면서 긴장을 많이 하면 본인도 모르게 입으로 호흡을 하기 때문입니다.

때문에 이야기를 할 땐 중간 중간 사이를 두고 그때마다 의식해서 코 호흡을 해야 합니다. 또 입으로 바이러스나 세균이 침입해 편도선염도 생길 수 있어서 입을 자주 헹구어 청결하게 하는 것이 중요합니다.

자기도 모르는 새에 많은 사람들에게 입으로 호흡하는 나쁜 습관이 배어버린 것입니다. 자신이 어디로 호흡하는지 특별히 의식하지 않으면 사람은 입과 코, 두 기관을 모두 사용해서 호흡합니다.

입호흡은 대량의 공기를 넣을 수 있다는 장점이 있지만 직접 기도를 통하니 편도선이 상하거나 바이러스 등 잡균에 대해 무방비한 상태가 되기 쉽습니다. 그 피해는 천식이나 아토피성 피부염, 꽃가루 알레르기 등 알레르기 질환의 급증형태로 나타나고 있습니다.

사실 알레르기는 이처럼 우리 몸을 보호하기 위해 체내에 침입한 이물질에 대한 반응의 일종입니다.

2.

알레르기는 왜 나만 생길까?
'면역기억'

우리 몸은 외부에서 이물질이 침입하면 즉각적으로 경보 시스템을 울리고 이물질을 없애는 대응물질을 만듭니다. 체내에 들어온 이물질이 체내에는 없었던 이종의 단백질로 '항원'이라고 하며 그 항원에 대응해서 생기는 특수한 단백질은 '항체'라고 합니다.

한번이라도 항원항체반응을 일으킨 경우 그 기억은 몸이 오래도록 기억하여 같은 항원이 다음에 침입할 때는 신속하게 같은 항체를 만듭니다. 즉 임전태세를 갖추게 되는 것입니다. 이것을 '면역기억'이라고 합니다.

이를 통해 이물질에 대한 신속하고 정확한 반응으로 몸을 지켜내는 것입니다. 다만 알레르기는 너무 신속하고 민감하게 반응하여 불쾌한 증상을 가져옵니다. 알레르기 반응을 보이는 이들의 몸은 일반인에게는 아무런 지장이 없거나 혹은 필요한 것까지도 해치워야 할 이물질로 인식하고 반응합니다.

구체적인 설명을 잠시 곁들이자면 IgM, IgG, IgA, IgD, IgE는 각각

서로 다른 모양과 기능을 갖고 있는 면역 글로블린입니다. 이들은 면역체계에 관여하면서 우리 몸에 해로운 이물질들이 들어왔을 때 그것을 컨트롤하는 역할을 합니다.

하지만 때로 이들의 수치가 너무 높으면 과민한 반응, 알레르기 반응이 되는 것입니다. 알레르기 반응은 크게 네 종류로 나뉘는데 그 중 I형 알레르기는 대표적인 알레르기 반응입니다.

기관지 천식, 알레르기성 비염, 두드러기, 아토피성 피부염의 일부가 여기에 속합니다. 알레르겐, 즉 알레르기 반응을 일으키는 항원이 침입하면 IgE 항체가 생깁니다. 어떤 항원에 대해 항체가 만들어지는 것을 감작(의약품 따위가 몸에 들어갔을 때 같은 물질에 과민 반응을 하는 상태) 됐다고 합니다. 이것이 알레르기나 면역반응입니다.

IgE 항체의 생산을 약물로 억제할 수 있다면 I형 알레르기의 근본적인 치료가 가능한 것입니다.

3.

알레르기 근본 원인도 '입호흡'

알레르기의 근본 원인은 '입 호흡'에서 찾을 수 있습니다. 소아천식을 살펴보겠습니다. 일반적으로 서양의학에서 소아천식에 스테로이드 호르몬이 처방됩니다. 그러나 스테로이드는 단순히 발작을 완화하는 것뿐, 천식 자체를 고치는 것이 아닙니다. 때문에 체질개선 노력과 함께 성장 과정에서 자연치유 되기를 기다리는 수밖에 없습니다.

지금까지 소아천식은 집 진드기나 먼지에 대한 알레르기 반응이라고 알려져 왔습니다. 그러나 다른 알레르기에는 효과적인 스테로이드도 발작의 완화 정도로 밖에 도움이 되지 않는다는 점을 볼 때 단순한 먼지 알레르기가 아니라 오히려 기관지에 들어간 잡균에 의해 생긴 염증이라는 설이 더 유력합니다.

잡균이 들어가서 일으키는 염증 때문에 기관지 내부가 부어 올라 숨을 쉬기가 힘들어진다는 것입니다.

그렇다면 왜 잡균이 기관지에 들어가는 것일까요? 그 해답을 바로 입으로 숨을 쉬는 잘못된 호흡법에서 찾을 수 있습니다. 알레르기로 병원을 찾는 이들은 예외 없이 입으로 호흡을 하고 있습니다.

　모두 입이 약간 열려있고, 눈은 생기를 잃은 채로 전체적으로 무표정한 모습이 특징입니다. 진료실을 찾은 환자를 한눈에 봐도 입으로 호흡하고 있음을 알 수 있습니다. 자세도 새우등을 하고 있어서 건강하지 않는 모습입니다.

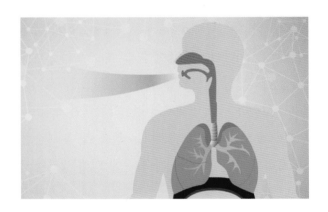

4.

아이가 오랫동안 입호흡을 한다면?

입으로 호흡을 하면 코로 숨을 쉴 때 보다 체내에 들어오는 산소 양이 더 적어집니다. 그 결과 뇌에 공급되는 산소 양도 줄어서 집중력이 떨어지고, 산만해지며, 밤에 잘 때 잠에서 자주 깹니다. 숨 쉬기가 불편해지면 집중력이 떨어져서 학습 능률이 낮아집니다. 또 숙면을 취하지 못해서 낮에 짜증이 증가할 수 있습니다. 특히 수면에 방해를 받기 때문에 성장호르몬 분비에 영향을 줘서 키가 자라는데도 부정적으로 작용할 수 있습니다.

아이가 입으로 숨 쉬는 기간이 길어지면 턱과 입도 비정상적으로 튀어나옵니다 치열이 고르지 못한 부정교합으로 이어질 수 있는 것입니다

아울러 코가 막혀 있으면 냄새를 잘 맡지 못해서 입맛과 식사량이 줄어서 영양상태가 불균형해져서 역시 성장에 부정적입니다. 또 코에서 걸러지는 외부 이물질들이 입을 통해 그대로 몸속으로 들어가서 감염 질환에도 취약해집니다.

입 호흡은 면역력도 떨어뜨려서 알레르기 질환을 일으키기 쉽습니다. 특히 아토피 피부염은 입 호흡으로 악화되기도 합니다.

아토피 피부염은 비염처럼 치료를 위해 장기전을 요구하는 질환 중 하나입니다. 체질에 따라 차이가 있지만 완치되기까지 계속되는 심한 가려움증 때문에 아이의 성격장애까지 일으킵니다.

특히 유전적인 경향이 강해서 태열이 있는 아이에게 많이 나타납니다. 재발도 잦고, 알레르기 체질을 가진 사람들에게 자주 발병합니다.

이런 이유로 외부 자극을 받아 체내에 쌓여있던 내부 열기가 피부로 올라오면서 만성적인 가려움증, 진물 같은 증상이 나타납니다.

심한 가려움증 및 습진이 생기면 잠도 잘 못자고, 신경이 예민해지며, 아이들은 두 손으로 얼굴을 가리며 남의 눈을 피하려고 합니다.

5.

외모에도 영향을 주는
입호흡의 자가진단

입호흡 자가 진단법

1. 무의식적으로 입이 반쯤 열려있다.

2. 앞니가 튀어나와 있는 뻐드렁니다.

3. 아래턱이 위턱보다 더 나와 있는 주걱턱이다.

4. 아랫입술이 두툼한 편이다.

5. 입술이 거칠거칠하고 건조하다.

6. 잘 때 입을 벌리고 잔다.

7. 아침에 일어났을 때, 목이 따끔따끔 아프다.

8. 콧구멍을 의식해서 움직일 수가 없다.

9. 입을 닫으면 아래턱에서 턱이 튀어나온 부분이 동그랗게 된다.

외모에도 영향을 주는 지속적인 입호흡

입호흡이 있는 아이는 입을 벌리고 잠자기 때문에 윗턱의 발육에 나쁜 영향을 주고 치아의 교합이상이 발생하게 된다. 입으로 호흡하기 위해 입을 벌린 채로 입술을 자꾸 혀로 핥기 때문에 입술이 건조하고 갈라지게 되는 것이다. 입호흡이 지속되면 잇몸이 비대해지거나 염증이 생길 수도 있고 편도나 아데노이드 등 임파 조직이 병적으로 커지기도 한다.

입호흡을 한다는 것은 코가 막혀있다는 말이다. 오래된 코막힘으로 부어오른 코 점막 때문에 콧등이 넓어지고 코뼈가 휘게 된다. 코가 가려워 자주 코끝을 만지면 피부에 금이 생기기도 하고 코 입구에 종기가 생긴다. 코 염증에 의해 눈밑이 거무스름하게 다크써클이 생기기도 한다.

6.

치아 부정교합 / 주걱턱

교합이란 위턱과 아래턱에 배열되어 있는 치아간 서로 맞물리는 상태를 말한다. 치열이 나빠서 상하의 치아교합이 비정상적으로 되는 것이 부정교합이다. 씹는 기능(저작 기능), 발음 기능, 삼키는 기능이 떨어지게 될 뿐만 아니라 주위 근육이 비대칭적으로 발달하면서 얼굴 모양이 일그러지기도 한다.

주걱턱의 경우 위턱보다 아래턱이 기형적으로 커지는 것으로 전체적으로 '말상'이라고 불리는 긴 얼굴 형태에 부정교합의 정도가 심해 때로 이를 악 물었을 때 위아래 앞니간에 틈이 생기기도 한다. 정상적인 치아의 맞물림 상태에서는 윗니가 아랫니보다 앞으로 나와야하는데 주걱턱은 반대로 되어 있다. 하지만 신체 기능상 주걱턱으로 인해 특별한 장애가 생기는 것은 아니지만 심미적인 부분에서 부정적인 심리를 야기한다. 주걱턱은 다른 부정교합보다 치료시기가 빠를수록 그 효과가 뛰어나다. 얼굴뼈가 자라는 동안 교정 장치를 이용해 바로 잡는 것이므로 뼈가 다 자란 사춘기 이후에는 수술을 해야 한다.

아데노이드 얼굴

아데노이드는 코 깊숙한 안쪽에 위치하며 림프 조직으로 구성되어 있는, 감염에 대항하는 신체 방어체계의 일부분이다. 이 아데노이드가 지나치게 커지는 것을 아데노이드 비대라고 하는데, 특히 7세 미만의 아이들에게 주로 나타나며 코막힘의 주요원인이다.

아데노이드 비대는 편도선 감염과 같은 반복적인 호흡기 감염이나 알레르기 질환을 꼽을 수 있으나 원인이 불분명한 경우도 많다. 아데노이드가 비대해지면 입으로 숨을 쉬고 코를 고는 경우가 많아지며 콧소리가 나기도 한다. 또한 인후와 중이를 연결하는 유스타키오관이 막히게 되기도 해서 중이염이 재발하는 원인이 되기도 한다. 보통 아이가 성장함에 따라 점차 감소하여 사춘기가 되면 보통은 완전히 사라지기 때문에 증상이 가벼우면 특별한 치료는 필요치 않는다. 그러나 만약 지속적으로 수면의 방해를 받거나 중이염이 재발한다면 간단한 수술로 제거할 수 있다. 보통 편도와 함께 아데노이드를 동시에 제거한다.

성장기 입호흡과 아데노이드 비대가 지속되면 턱이 길어지면서 길쭉한 말상 얼굴이 되기도 합니다. 치아부정교합, 주걱턱, 윗니 돌출, 안면 비대칭과 같은 얼굴형의 변화가 일어나기 쉽습니다. 또한 비염으로 인해 눈 밑이 거무스름해지는 다크써클이 생깁니다.

아데노이드형 얼굴

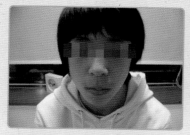 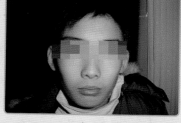

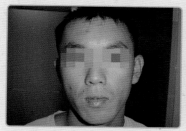 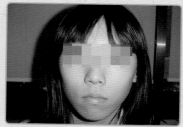

안면 좌우 비대칭

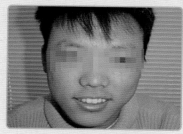 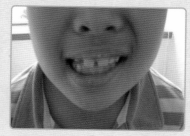

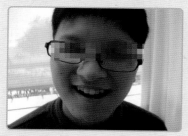 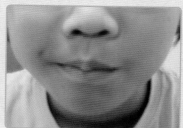

치아 부정교합

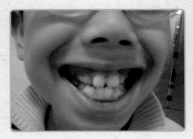 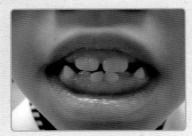

치아 반대 교합

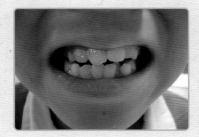 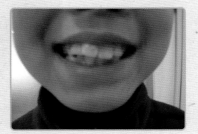

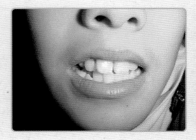 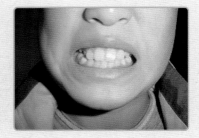

주걱턱

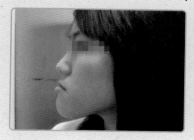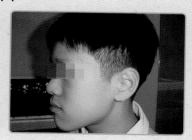

무턱

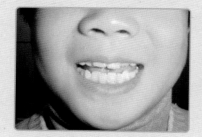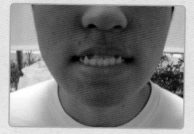

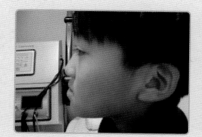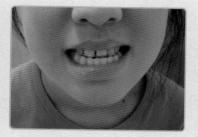

다크써클

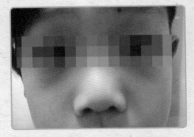 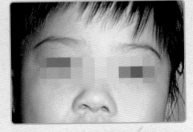

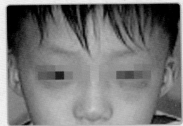 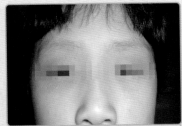

아토피

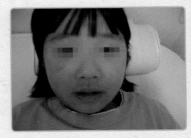 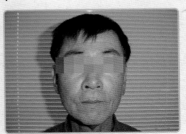

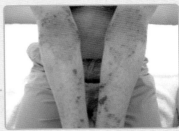 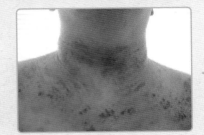

소아 치료 전후

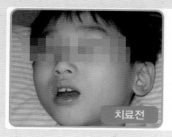
치료전

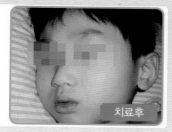
치료후

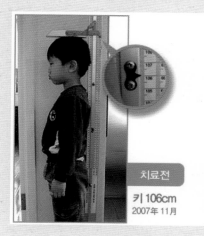
치료전
키 106cm
2007년 11월

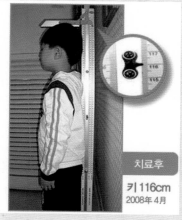
치료후
키 116cm
2008년 4월

7.

'입호흡'
어떻게 고쳐야 하나

    소아천식으로 고생하는 아이들에게 입으로 호흡하는 잘못된 습관을 버리고 코로 호흡하도록 지도하면 천식증상이 바로 개선됩니다. 극적인 경우 진찰한 날 밤부터 발작을 일으키지 않습니다.

    입호흡으로 인한 질병은 소아천식만이 아닙니다. 아토피성 피부염을 비롯해 알레르기성 비염, 미각·후각의 마비, 만성피부염에 호흡기 관계의 병만 해도 기관지 천식, 감기증후군, 폐렴, 간질성폐렴, 기관지 확장증, 비만성기관지염, 폐결핵, 수면무호흡증, 호흡부전 등 굉장히 다양합니다.

    때문에 평소 입호흡 습관이 있는지 점검한 후 코호흡으로 바꾸도록 노력해야 합니다. 아울러 입호흡 때문에 호흡기 및 알레르기 질환이 의심되면 조기에 진단과 치료를 받아야 만성화 되는 것을 막을 수 있습니다. 코로 하는 호흡이 자연스러워지면 잠을 깊게 자고, 몸 상태가 좋아지는 것을 실감할 수 있습니다.

    얼굴 표정도 밝아지고, 동시에 기침, 간지럼증, 습진, 몸의 나른함 등 면역력과 관련된 질환에 공통으로 나타나는 증상도 개선할 수 있습니다. 호흡이 면역력 및 건강과 직결되는 것입니다.

※ 바람직한 코 호흡 방법

① 의식적으로 등과 목 근육을 쭉 펴고 턱을 당겨서 가슴을 편다
② 입을 닫고 항문 괄약근을 힘주어 조인 상태에서 천천히 코부터 횡격막을 위로 올려서 숨을 쉬고, 다시 천천히 코로 숨을 내쉰다. 이때 치아는 1mm정도 벌린다.
③ 입과 동시에 항문 괄약근을 조이는 것은 입을 닫고 있어도, 항문에 힘이 들어가 있지 않으면 그에 연동하여 입가도 힘이 빠져버리기 때문이다.
④ 치아를 조금씩 벌리는 것은 위아래의 치아가 다물어져 있으면 치아에 여분의 힘이 더해져서 치아가 가라앉기 때문이다.

8.

면역력 & 호흡기 건강 돕는 '코 호흡' 보조기구
(노즈리프트 / 입술테이프 / 슬림 볼 / 브레스트레이너)

호흡기 질환을 특화시켜 진료하는 영동한의원 김남선 원장(한의학 박사)은 해외 협력 의료기관인 일본 니시하라병원의 코 호흡 보조기구를 한국에서 판매하고 있습니다.

코 호흡 보조기구는 크게 △코에 넣는 '노즈 리프트' △입에 붙이는 '입술 테이프' △구강 마사지기 '슬림 볼' △치아에 끼우는 '브레스 트레이너' 등 4종류입니다.

이 보조기구들을 사용하면 코 호흡이 자연스러워지면 잠을 깊게 자고, 몸 상태가 좋아지는 것을 느낄 수 있습니다.

18K 금으로 제작한 코에 넣는 '노즈 리프트'

노즈리프트는 유체역학의 포와제유의 법칙을 기반을 개발됐습니다. 포와제유의 법칙은 관 속에 흐르는 기체나 액체의 양은 관의 4승에 비례해서 늘어난다는 이론입니다.

노즈 리프트는 18K 금으로 만들어서 재질이 부드럽고 유연합니다. 때문에 혼자서도 노즈 리프트의 높이를 조절해서 본인의 코에 맞게 착용할 수 있습니다.

노즈 리프트를 사용하면 코를 높이고, 콧구멍이 넓어집니다. 즉 콧구멍 속의 용적을 늘려서 공기가 쉽게 통하고, 흐름이 원활하도록 돕습니다. 콧속으로 공기 흐름이 원활해지면 코의 점막이 활성화돼서 혈의 흐름이 좋아지고, 전신 호르몬이 활발해집니다.

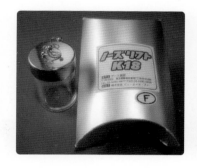 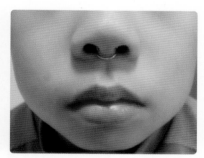

입에 간단히 붙이는 '입술 테이프'

종이로 만든 입술 테이프는 입이 열리지 않도록 돕는 효과적인 보조기구입니다. 잠 잘 때 입술에 붙이면 입 호흡 습관을 고치는데 도움이 됩니다.

입술 테이프는 수면 중에 입을 막는 것입니다. 때문에 입술 테이프를 붙일 대상이 코 호흡을 하고 있는지 반드시 확인한 후 사용해야 합니다.

갑자기 입술에 테이프를 붙이고 자면 수면 중 호흡이 힘들거나 불편할 수 있습니다. 그래서 연습이 필요합니다. 깨어 있을 때 몇 번씩 연습을 하고, 입을 닫고 있어도 힘들지 않을 정도로 익숙해져야 합니다.

입술 테이프를 붙인 후 불편하거나 숨쉬기 힘들 땐 바로 뗄 수 있도록 해야 합니다. 아울러 기침을 하는 경우에도 바로 떼어야 합니다. 잘못하면 고막을 다칠 수 있습니다.

집에서 종이로 만든 입술 테이프보다 접착력이 강한 테이프를 사용하거나 큰 테이프로 입 전체를 덮는 것은 숨을 못 쉴 수도 있어서 피해야 합니다.

입술 테이프 특징

- 피부에 자극이 없다
- 간단히 사용할 수 있다
- 적당한 접착력이어서 안전하다

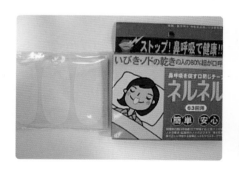 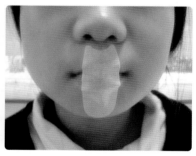

구강 마사지로 다양한 치료 효과 보이는 '슬림 볼'

'슬림 볼'은 트레이닝의 반복으로 구륜절·표정근 등 입 주변 근육이 단련되고, 구강 기능이 활성화돼 미용과 건강을 함께 촉진하는 장치입니다.

특히 입 호흡을 코 호흡으로 바꿀 수 있게 교정해서, 코골이·수면무호흡증을 개선합니다. 또 치과 교정 후 상태를 유지하는데도 도움이 됩니다.

아울러 입꼬리를 올려 주고, 균형 잡힌 작은 얼굴 라인을 만드는데 좋습니다. 침 분비도 촉진해서 입 속 살균 작용 기능을 키웁니다. 이런 효과로 치주병 및 입 냄새를 예방합니다.

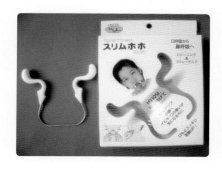 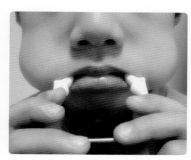

슬림 볼 활용 얼굴 표정근 트레이닝 방법

① 조여진 입매에 볼을 좁게 하는 트레이닝(상부, 중앙부)

양 볼을 의식적으로 좁게 한 후 볼 상부부터 입매, 목덜미에 걸쳐서 진행

② 당기는 트레이닝

외부에서 당겨주는 움직임에 대항해서 입을 닫으려는 원리를 이용해서 구강 기능 향상

③ 볼을 잡고 늘리는 스트레칭(상부, 하부)

양손 힘의 가감으로 볼이나 잇몸에 탄력을 주어서 혈액순환을 촉진하는 방법

치아에 끼워 뻐드렁니·코호흡 고치는 '브레스 트레이너'

'브레스 트레이너'는 치아에 끼워서 훈련하면 뻐드렁니와 코골이를 치료하는 코 호흡 장치입니다. 이 제품은 착용 후에도 무리 없이 입을 닫을 수 있어서 입 호흡을 코 호흡으로 바꾸는데 효과적입니다.

브레스 트레이너는 부드러운 실리콘 고무 필름으로 제작해서 호흡기 수액 분비를 촉진합니다. 또 이를 꽉 무는 것을 방지해서 혀를 보호하고 아래턱의 후퇴를 막아줍니다.

이 같은 효과로 교합이 어긋나는 것을 막고, 이를 악물어서 치열에 악영향을 주는 나쁜 습관을 바로 잡을 수 있습니다. 얼굴의 비뚤어짐, 늘어짐, 주름도 개선합니다.

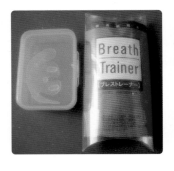 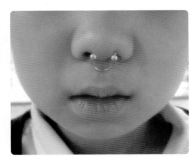

※ 브레스 트레이너 사용 효과

– 입 호흡 습관 코 호흡으로 교정

– 코골이 및 수면 무호흡증 개선

– 뻐드렁니 교정

– 숙면 유도

– 수액 분비촉진

– 이갈이, 턱관절 질환, 잠꼬대 개선

– 얼굴의 비뚤어짐, 늘어짐, 주름 개선

※브레스 트레이너 특징

– 입 안쪽에 부드럽게 스며드는 두께 1mm의 소프트 패드

– 위화감 없는 실리콘 고무 필름 사용

– 독특한 필름 구조로서 음압 효과 우수

– 수면 중에도 입을 닫은 채로 유지

– 거의 모든 이를 감싸서 피트 되는 주름구조

– 입속 불쾌감 해소

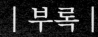

| 부록 |

흡연 욕구 & 담배 맛 떨어뜨리는 '금연침' 효능
영동한의원 특화치료법
영동한의원 면역알레르기 연구소

부록1

흡연 욕구 & 담배 맛 떨어뜨리는 '금연침' 효능

'작심삼일'하면 많이 떠올리는 단어가 있을 겁니다. 바로 '금연'입니다. 매년 초에 시작해서 1년 내내 반복해서 작심삼일을 외치게 되는 금연. 담배는 본인 뿐만 아니라 주변사람들의 건강을 위해서도 반드시 끊는 것이 좋습니다.

이 책에서 줄기차게 이야기 하는 부분이 결국 흡연이 폐질환 호흡기 질환의 가장 큰 원인이라는 사실입니다. 이런 점에서 금연은 아무리 강조해도 결코 지나치지 않습니다.

일반인들이 잘 알지 못하는 금연을 돕기 위해 개발된 방법 중 '금연침'이 있습니다. 금연침은 담배 맛과 흡연 욕구를 떨어뜨리는 효과가 우수합니다. 대한한의학회 최도영 회장(침구과 전문의)의 자문으로 COPD·천식 등 폐 질환 계선에도 도움이 되는 금연침의 효능에 대해 알아보겠습니다.

새로운 침법 중 하나 '이침요법'

금연침은 우리 몸의 이곳저곳에 기다란 침을 놓는 고유의 침법과 달리 귀에만 침을 놓는 이침요법(耳鍼療法)입니다.

이침요법은 귀의 모양이 태아가 모체의 자궁 안에 자리 잡은 모습과 흡사하다는데 착안해서 개발된 새로운 침법 중 하나입니다.

이침요법은 금연치료 뿐 아니라 식욕증진 및 감퇴, 수면개선, 체력 증진 및 신진대사 개선에 우수한 효과가 있는 것으로 알려져 있습니다. 최근에는 비만 및 금주 치료에도 널리 시술됩니다.

기존 금연치료제인 니코틴 껌과 패치제는 피부트러블, 소화불량, 구역감 등의 위장장애, 임산부, 심장병, 피부병 환자 등은 사용을 피해야하는 어려움이 있었습니다.

동양의 침구이론을 이용한 금연침은 약물을 이용하지 않고, 지속적으로 약한 침자극을 이용해서 금연 욕구와 금단 현상을 줄이고, 정신적 안정을 유도할 수 있는 장점이 있습니다. 단점이라면 약한 자극이더라도 침자극을 무서워하는 사람이나, 수영 등 귀에 물의 접촉이 많은 사람은 금연침 시술에 어려움이 있습니다.

금연침 '이침요법'의 다양한 효과
- 금연 치료
- 식욕 증진 및 감퇴
- 수면개선
- 체력 증진 및 신진대사 개선

– 비만, 금주 치료

금연침 적용 및 기대 효과

금연 치료에 사용하는 귀의 침 자리는 담배를 피울 때 우리 몸 안에 담배 연기가 지나가는 경로를 따릅니다. 구, 내비, 외비, 인후, 기관, 폐, 신문(숨구멍, 정수리), 내분비 등입니다.

이곳에 길이가 약 1cm 내·외인 압정 모양의 피내침을 꽂고 그 위에 살색 테이프를 붙인 후 평소에도 몸에 지니고 다니면서 담배 생각이 날 때 수시로 눌러 자극하면 됩니다.

금연침은 3일 간격으로 1주일에 2회 한방 의료기관에서 양쪽 귀에 번갈아 시술합니다. 개인의 차는 있지만 금연하기까지 보통 3~4주 정도 소요됩니다.

금연침을 맞으면 담배를 피우고 싶은 욕구가 감소하며, 특히 담배 맛이 변합니다. 그 동안 구수하던 맛과는 달리 종이를 말아 피우는 것 같이 아무 맛도 느끼지 못하거나, 담배 맛이 떨어집니다. 흡연 시 풀냄새가 나기도 합니다.

반응이 강하게 나타나는 경우 담배를 피우면 속이 울렁거리고 구토가 나오며, 목이 아프고, 머리가 무거워지기도 합니다.

주의사항 & 식사요법 병행해야 효과↑

금연침인 이침요법 후 신체 변화가 나타나면 본인이 의지를 갖고 절대 담배를 멀리 하는 것이 중요합니다.

담배 맛의 변화에도 불구하고 습관적으로 남이 주는 담배를 거절하지 못하고, 1~2개비 피우면 결국 그 맛에 순응해서 담배 개비 수는 줄일 수 있어도 완전금연에는 도달치 못합니다.

때문에 금연침을 시술 받는 동안에는 다음의 몇 가지 주의사항과 식사 요법이 필요합니다.

금연침 시술 시 지켜야 할 내용

- 금연침을 스스로 자주 눌러 준다
- 금연침 시술 부위에 물이 들어가지 않도록 한다
- 술자리·놀음판·바둑 등 담배를 상습적으로 많이 피우는 장소나 놀이는 삼간다.
- 맵거나 기름기가 많은 자극적인 음식을 피하고, 가급적 담백하고 싱거운 음식을 먹는다.
- 일반적으로 아침 기상 시나 매 식후에는 특히 담배 생각이 간절하다. 이럴 땐 의식적으로 냉수를 많이 마시는 것이 금단 현상도 줄이고, 갑자기 금연하면서 생길 수 있는 변비도 완화시킨다.

평소 볼펜·이쑤시개로 자극해도 좋아

중년 남성이나 여성 흡연자 가운데 담배를 끊으면 체중이 늘어날 것을 염려해서 엄두를 내지 못하는 경우가 있습니다.

하지만 이는 금연 초기 니코틴 금단 현상에 의해 불안하거나 초조하고,

입안이나 손이 무언가 허전해서 이것을 군것질이나 먹는 것으로 해소하는 데서 발생하는 부작용입니다. 때문에 조금만 노력하면 극복할 수 있습니다.

귀에 침을 놓아 담배를 끊고 싶은데 바쁜 일과와 직장생활로 한방 의료기관에 내원하기 어려운 사람들은 대안이 있습니다.

경혈탐측기 대신 끝이 뾰족한 이쑤시개나 볼펜 끝으로 귀를 눌러가며 반응점을 찾아 침자리를 알아내고, 피내침 대용으로 잡곡밥을 만들 때 넣는 조를 테이프로 고정시켜서 자극하면 좋은 효과를 기대할 수 있습니다.

그러나 금연에 성공하려면 무엇보다 마음자세가 중요합니다. 담배를 끊을 수 없는 마약과 같은 것이라고 생각해서 미리 좌절할 필요는 없습니다. 담배는 노력에 의해 얼마든지 끊을 수 있다는 자신감을 가질 때 벗어날 수 있습니다.

부록2

50만 명 이상을 진료하며 얻은 치료 노하우
영동한의원 특화치료법

한방약물 칵테일복합요법

김씨녹용영동탕은 폐나 기관지의 면역, 청폐, 재생의 순으로 폐가 완치되며 김씨 공심단은 심폐기능을 모두 활성화시켜 폐의 재생을 돕습니다. 이 두가지 처방을 동시에 쓰는 것이 바로 한방약물 칵테일복합요법입니다.

2017년 1년 간 내원한 COPD환자를 대상으로 '김씨녹용영동탕'과 '김씨 공심단'을 처방한 결과, COPD 주요 증상인 기침·가래·호흡곤란·전신무기력증이 개선된 것으로 나타났습니다.

[2018년 9월 대만 제19회 국제 동양의학학술대회 포스터 발표]

김씨녹용영동탕

김씨녹용영동탕은 코·호흡기 치료에 효과적인 소청룡탕(小青龍湯)을 기본으로, 신이화·금은화·홍화자·녹용·녹각교 등 35가지의 약초를 추가합니다. 또한 판토크린 성분이 함유된 녹용이 첨가돼 기관지·폐 등 호흡기 면역력 증강, 폐포 재생 효과를 보여 COPD를 치료합니다. 증상이 심한 COPD는 1년 정도 복용해야 치료되고 숨찬 증상, 가래, 기침이 사라져도 6개월 이상 더 복용하는 것이 근본적인 치료의 열쇠입니다.

- 가장 중요한 역할을 하는 한약재는 백목련 꽃망울을 말린 신이화로 호흡기 염증을 가라앉혀 코에서 폐로 이어지는 숨길을 열어줍니다.
- 금은화는 염증을 효과적으로 제거하는 이리도이드 성분을 다량 함유하고 있어 폐 면역력 증강을 돕습니다.
- 홍화자는 폐의 점액 순환 부족을 근본적으로 다스려 폐를 활성화시킵니다.
- 녹용·녹각교는 판토크린 성분을 포함하고 있어 피를 만드는 조혈 작용이 뛰어납니다. 새싹을 심듯 폐포를 튼튼하게 재생시킵니다.
- 사포닌이 풍부한 길경은 잦은 기침으로 아픈 목의 통증을 줄여줍니다.
- 유근피는 콧물·가래를 삭혀 없애 폐를 깨끗하게 만듭니다.

김씨공심단

김씨공심단은 심장 강화와 심혈관을 강화하는 한약재인 사향·침향·우황·산수유·당귀 등의 한약재를 가감해 약효를 높였습니다. 폐가 약해지면서 깨진 오장육부의 균형을 맞춰주면서, 폐 면역력 회복을 간접적으로 지원하는 역할을 합니다.

- 강심·보심 효과가 뛰어난 사향은 호르몬 분비를 촉진해 신진대사를 활성화합니다.
- 침향은 항암효과가 있는 쿠쿠르비타신, 항산화물질인 베타-셀리넨, 신경안정 효과가 있는 델타-구아이엔, 항바이러스 효과가 있는 알파-불레젠 등의 물질을 함유하고 있습니다. 뇌출혈과 심근경색 예방과 개선 등에 효과가 있습니다.

한방약물 칵테일복합요법의 효과

첫째는 청폐 작용입니다.

기침·가래가 잦을수록 폐 기능은 더 빠르게 악화한다는 점에 착안했습니다. 복합 한약은 코·목·폐 등 호흡기 곳곳에 쌓인 염증을 제거하고, 숨길을 깨끗하게 청소해 폐 기능이 더 나빠지지 않도록 합니다. 막혔던 코가 뚫리면서 입으로 호흡하는 습관도 고칠 수 있습니다.

둘째는 신체 재생력 회복입니다.

좁아진 기관지는 넓혀주고 병든 폐포는 새로운 조직으로 대체하여 약해진 폐와 심장이 본래의 기능을 되찾습니다. 궁극적으로는 폐 면역력을 증강시켜 증상이 재발하는 것을 막습니다.

셋째는 삶의 질 개선입니다.

폐가 약해지면 겉으로는 멀쩡해 보이지만 일상은 괴로운데, 호흡이 서서히 얕아지면서 산책·식사·목욕 같은 일상생활조차 힘들어집니다. 복합 한약으로 폐활량이 늘면 자연스럽게 호흡이 편안해지면서 일상생활이 수월해집니다.

넷째는 치료 기간 단축입니다.

폐와 심장을 동시에 치료하면 신체 회복 속도가 폐만 단독으로 치료할 때보다 두 배가량 더 빠릅니다. 폐·호흡기 한약인 김씨녹용영동탕만 복용하면 치료 기간이 1년가량 소요되지만 복합 한약은 이 기간을 6~7개월로 줄입니다.

영동한의원 치료법

심폐 경락 레이저 치료

- 심장·폐 혈에 레이저 치료기를 부착해서 진행합니다.
- 경락으로 레이저를 침투 시켜서 만성 폐쇄성 폐질환(COPD) 등 호흡기 질환으로 약해진 심폐 기능을 회복시킵니다.
- 레이저 조사와 함께 마사지 기능이 경락을 자극해서 심장과 폐에 기혈이 순환되도록 돕습니다.

아프지 않은 레이저 침 치료

- 침은 환자에 따라 무섭고, 따끔하며, 아프게 느껴질 수 있습니다.
- 영동한의원은 침에 거부감이 있는 환자나 어린이들이 통증과 공포감 없이 치료 받을 수 있도록 아프지 않은 레이저 침을 적용합니다.

아로마 네블라이저 치료

- 유칼립투스·페퍼민트·파인 등 3가지 향기유를 증류수에 희석해서 네블라이저를 이용해 콧속에 분사시키는 치료법입니다.
- 콧속 점막의 붓기와 염증을 가라앉혀서 비염과 축농증을 개선합니다.
- 폐·천식 등 호흡기 질환과 알레르기 질환 환자들에게 적용하면 긍정적인 효과를 보입니다.

전자 뜸 & 침

- 전통적인 뜸과 침을 전자적으로 개발해 적용한 것입니다.
- 전자 침은 기운을 조절해서 균형을 맞춥니다.
- 전자 뜸은 침의 효과를 극대화 시키고 양기를 더합니다. 약 75도의 전자 뜸 열기가 혈을 통해 전달돼서 기혈의 흐름을 원활하게 돕습니다.

코 점막 레이저 치료

- 코 안에 직접 레이저를 조사해서 알레르기 비염 등으로 부어있는 점막을 치료하는 방법입니다.

부록3

영동한의원 면역알레르기 연구소

　전 세계적으로 코로나바이러스 감염증-19(COVID-19)이 대유행 중입니다. 하지만 코로나19(COVID-19) 바이러스가 있는 같은 공간에 있어도 어떤 사람은 감염되지 않습니다. 또 감염된 환자들의 증상도 무증상부터 사망까지 편차가 큽니다.

　왜 그럴까요? 전문가들은 코로나19(COVID-19)를 예방하고 후유증 없이 치료하는 핵심 요소로 '면역력'을 꼽습니다. 면역력은 외부 이물질·세균·바이러스에 대한 인체 방어시스템입니다. 면역력이 강해지면 병원균에 노출돼도 영향을 덜 받습니다. 면역력은 건강을 지켜주는 든든한 파수꾼입니다. 특히 면역력은 호흡기 건강과 직결돼 있습니다. 만성 폐쇄성 폐질환(COPD), 천식, 알레르기성 비염 등 호흡기 질환이 있으면 면역력이 급격히 감소해서 감염 질환에 취약해집니다.

　영동한의원은 폐·코·입 등 호흡기 건강 및 면역력 향상에 대해 40년 이상 진료 경험을 축적했습니다. 또한 면역알레르기연구소를 개설해 인체의 면역, 알레르기 반응 및 질환에 대해 연구하고 있습니다. 이와 관련된 논문을 해외 학회에서 발표하고, 환자들의 이해를 돕기 위한 도서를 발행하고 있습니다. 아울러 연구를 통해 검증된 약물을 사용하며, 축적된 진료 경험을 빅데이터 화해서 치료에 적용하고 있습니다. 주요 증상인 기침·가래·호흡곤란·전신무기력증이 개선된 것으로 나타났습니다.

심재옥 면역알레르기연구소장

약력
경희대학교 한의대 한의학과 졸업
경희대학교 한방병원 한방내과 전공의 수료
경희대학교 한의과대학 한방내과 석사 취득
경희대학교 한의과대학 한방내과 박사 취득

부록4

국제 학술 대회
코알레르기 천식 COPD 논문 발표 이력

다음에 소개하는 내용들은 김남선 원장이 일본과 미국 대만 등지에 초청을 받아
논문발표를 한 많은 곳 중에서 몇 곳만 행사내용을 소개하고자 합니다.

제70회 일본 동양의학회 학술총회

김남선 원장은 2019년 6월 28일부터 30일 일본 도쿄 신주쿠 케이오플
라자호텔 컨벤션센터에서 개최된 제70회 일본 동양의학회 학술대회에 참
석하여, 'COPD 臨床経験報告'를 주제로 포스터 발표를 진행했습니다.

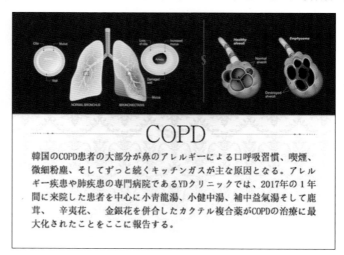

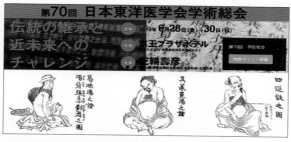

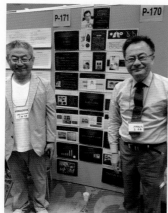

일본 미야자키 니치난
시 KIYOHIDE CLINIC의
Dr.KIYOHIDE KAWANO
(키요히데 카와노 의사)
Medical corporatioa
Association Getsuyokai,
The Kiyohide Clinic of
Internal medicine의 Chief
Director.

1990년대부터 지금까지 일본 동양의학회 학술총회에 주기적으로 참석하고 있습니다.

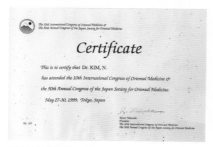

1999년 발급받은 인증서.

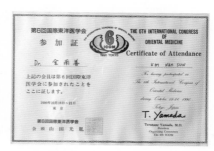

1990년 제 6회 International Congress of
Oriental Medicine 학술총회 참석 인증서.

제17회 대만 타이베이 국제동양의학회

2014년 11월 1–3일 대반 타이베이시 국립대만대학병원 국제컨벤션센터에서 논문을 발표했습니다.

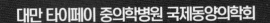

針、湯藥、激光、Bicom綜合治療儀
能有效地治療流鼻涕、鼻塞等過敏性鼻炎症狀

金南善(過敏性鼻炎治療中心永東韓醫院)

【前言】臨床證明，通過韓西醫結合之綜合治療方法，治療過敏性鼻炎之主要症狀，
例如流鼻涕、鼻塞更有效果。

流鼻涕、鼻塞、咳嗽等令人難受的過敏性症狀
及從身心上帶給兒童的不良影響

永東韓醫院　金南善

調查目的
過敏性鼻炎會對處于成長期的兒童和正需要認眞學習的中學生、高中生帶來致命性的惡劣影響。如果過敏性鼻炎長期持續數下去，可能會造成成長障礙、記憶力減退、性格障礙、牙齒咬合不正，或轉爲哮喘、鼻寶炎、特應性鼻炎等慢性病。

調查對象
患有過敏性鼻炎的6歲至18歲的學生1,570名。他們是正在過敏性鼻炎專門醫院永東韓醫院接受治療的學生或經過治療被治癒的學生。

調查方法
按照年齡比例測量了身高，調查了與同齡人平均身高的差値。關于學習成績，參考了班裏的學習成績等級。關於牙齒咬合不正，將患者的牙齒狀態和臉型與父母進行了比較。關於性格障礙，觀察了患者在醫院診查和治療時的態度。同時，就患者是否有哮喘或鼻寶炎、特應性鼻炎等項固性慢性疾病，進行了觀察和診斷。

調查結果

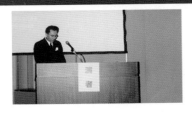

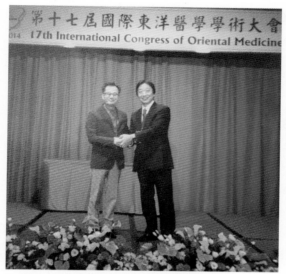

오사카 의대 가츠나리 오자키 교수와 함께 촬영한 사진.

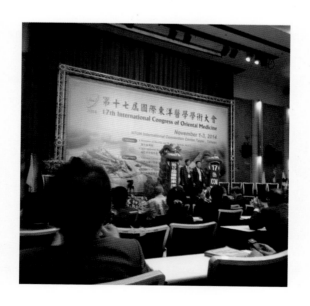

제19회 대만 타이베이 국제동양의학회

김남선 원장은 2018년 11월 24일부터 26일가지 대만에서 열린 국제동양의학회 강사로 초청받아 논문을 발표하고 특강을 했습니다.

PURPOSE

The Executive Director of the Veterans Health Administration of the korean National Office says that COPD Patients who smoke above 1box of cigarettes are 3.3milions above 40's. They have been smoking for 20years. Seniors over 65years old have COPD 7%.

This means 560,000 people have Pulmonary Disease in Korea.

In the begining stages of COPD, PATIENTS ALMOST have no symptoms of coughing, frothy sputum,dyspnea similar to bronchial asthma. So,they don't know they have lung disease Doctors know COPD comes from smoking, dust, pollution and gasoline gas etc.

YD CLINIC reported treating COPD'PATIENTS for one year with cactail herbal medicine for 小靑龍湯, 小健中湯,補中益氣湯 and 鹿茸 辛夷花 金銀花. They found this medicine was very effective for treating COPD

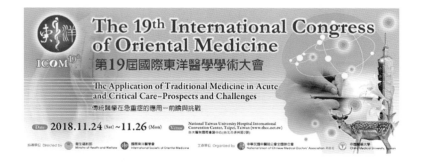

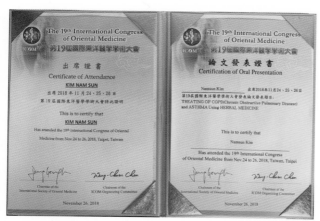

19회 국제동양의학회 참
석 및 논문 발표 인증서

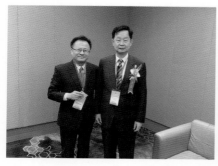

중국의 중의사 공회 이사장이자 국제동양의학회 대
만공회 회장인 첸왕추안 의학박사와 함께 촬영한 사
진(좌)
남경중의대학교와 홍콩대학의 영예 교수를 역임한
첸치에후 의학박사와 함께 촬영한 사진 (우)

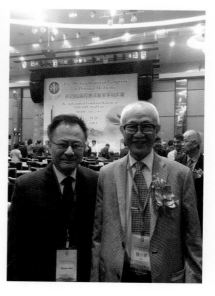

미국 뉴욕 Integrative Healthcare Symposium

2016년 2월 25-27일, 미국 뉴욕 맨하탄 힐튼호텔 컨벤션센터에서 논문을 발표했습니다.

PURPOSE

Some of cardiac asthma patients have already angina pectoris, myocardial infarction, hyperpiesia and coronary sclerosis. Cardiac asthma has symptoms of dry coughing, frothy sputum same as bronchial asthma. Swelling heart and pulmonary vascular congestion make dyspnea symptoms. Some times angina pecctoris goes to myocardial infarction. First, blood does not go to the part of the heart muscles, then it works bad. Finally, patients are complaining of really painful heart. Patients who have cardiac disease caused from over loading work, over drinking, smoking, eating a lot, and COPD.

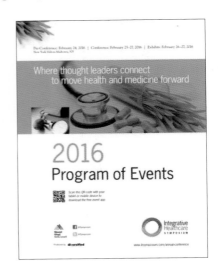

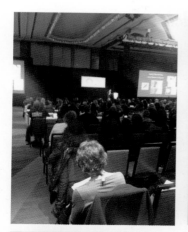

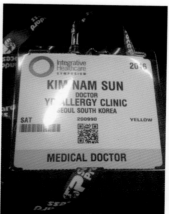

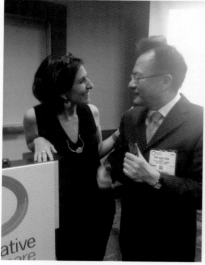

미국 코네티컷주 글래스턴베리의 THRIVE
Integrative & Functional Medicine For
Women & Children의 Dr. Aviva Romm

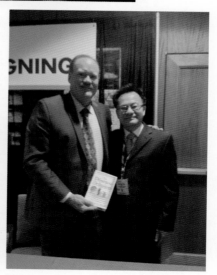

미국 Dr. Jeffrey S. Bland. 기능의학의 아버지로
불리며 40여년간 10만명 이상의 의료인을 가르쳐
왔다. 생화학 대학 교수, Linus Pauling Institute
of Science and Medicine의 연구국장을 역임
했으며 Institute for Functional Medicine과
Personalized Lifestyle Medicine Institute를 설
립했다.

Some Clinical Cases and Traditional Medicotherapy

Bodily Stature and Schoolwork's Difficulty Caused by A Phenomenon of Nasal Obstruction of Rhinitis and Empyema

O.M.D. Nam Sun- Kim

YD Nose Allergy Clinic, Seoul Korea

Preparatory Remarks

The large mass of the students or children be troubled with Nasal Obstruction do not sleep soundly, and they have a broken sleep frequently. If such abnormal states are continued, it will be hindered in their bodily growing because the secretion of the growth hormone cannot be sufficiently in that sleep conditions. Moreover, Nasal Obstruction cause the patients to do a mouth-breathing. As a result of it, a retentive faculty and a power of concentration decrease in short supply the brain with an oxygen. And It bring the students and children to a scholastic under-achievement.

Observations

1. 51% of 200 students in an elementary school and a middle school, who be troubled with allergic Rhinitis and Empyema were more small size than the same age's students normal in the average height.
2. 71% of students who be troubled with allergic Rhinitis and Empyema were the middle and below level in terms of their school record.

Authentication 1 : Growth in bodily height

- 12 age / Female / Elementary school student
- First Medical Examination : 2003. 12.
- Medical Histories : Chronic coids, her nose was stuffy each time she took cold, and also be a lot of the nasal mucus.
- Symptoms : Empyema be caused by allergic Rhinitis. A mucous membrane of her nose was edematous. Swallowing snivel, coughing on occasion, and some phlegm. Lose her appetite and make little progress in the school record owing to Nasal Obstruction and a chronic headache. In particular, her bodily height was 12 centimeters shorter than the average height of the same age's girls in the first medical examination.
- Prescriptions & Results : A remedy in conjunction with Sochungryongtang and Sogunjungtang, added on *Deer Horn*. The symptoms of Empyema were disappear after six months later from the time when she had taken medicine.
Of all things, her stature has been grown up more than 10 centimeters during last one year. Furthermore, she has grown up more 5 centimeters than the same age's average height in June 2005, after one year and six months to begin this therapy.

Before

After

Authentication 2 : Progress in the school record

- 15 age / Male / Middle school student
- First Medical Examination : 2003. 10.
- School Record : the 55th grade of 100 students.
- Medical Histories : His mother was troubled with allergic Rhinitis, with a sneeze, a snivel and nasal obstruction. The patient had a congenital fever before the first birthday of a baby. He have been an asthmatic cough since 5~7 years old. This state developed into allergic Rhinitis.
- Symptoms : A mucous membrane of his nose is swollen, with chronic nasal obstruction, so he is breathing through mouth.
The inactive school record because of a weak retentive faculty and a deficient power of concentration.
- Prescriptions & Results : A remedy in conjunction with Sochungryongtang and Chungnuetang, added on *Deer Horn*, during 6 months. After taken medicine, his school record made progress and keeping up now the 8th~10th ranking of 100 students in his school.

Before

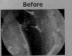

After

Conclusion

The students who were underdeveloped in stature and a low grade in school record because of long-standing Nasal Obstruction took medicine of Sochungryongtang in conjunction with Sogunjungtang and Chungnuetang, added on *Deer Horn*, as the case required. The result was as follows : a growth in bodily stature and a great improvement in school record. Therefore, we can be well aware that Nasal Obstruction of the students in childhood must be healed to promote bodily growth and a rise of the school record.

http://www.eznose.com

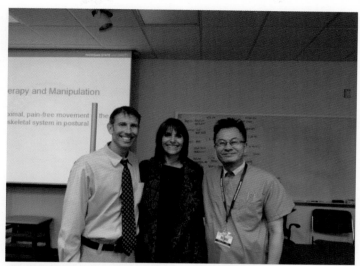

미국 미시간대 의대 닥터 제이크 르완(Dr. Jake Rowan), 리사 스테파노(Dr. Lisa De Stefano)와 김남선 원장

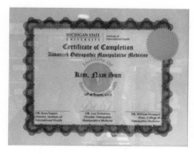

미시간 대학교에서 발급받은 Advanced Osteopathic Manipulative Medicine Certificate.

제16차 국제한의학학술대회

2016년 7월29일–31일, 미국 라스베가스 Luxor hotel에서 미국 한의사 대상 알레르기성 비염 및 천식 COPD의 최신 치료에 대해 강연했습니다.

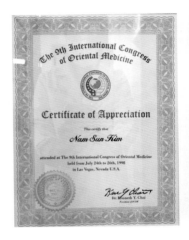
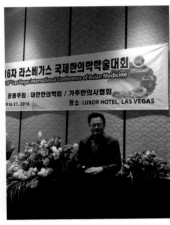

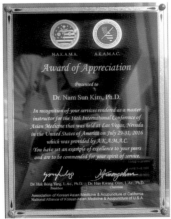

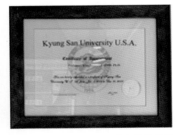

미국 경산대학교 교수로 재직 당시 받은
인증서

라스베가스의 International Conference of Asian Medicine
강연 후 A.K.A.M.A.C.로부터 받은 감사패.(Association of
Korean Asian Medicine & Acupuncture of California)

제68회 전일본침구학회(JSAM) 학술대회

2019년 5월 10-12일, 일본 나고야 국제회의장에서 열린 제68회 전일본 침구학회 학술대회에 강사로 참석했습니다. 이날 김난선 원장은 '만성호 흡부전 COPD 환자의 식욕 부진에 대한 침치료·보중익기탕 병용 효과 임 상 CASE 연구'를 제목으로 강의했습니다.

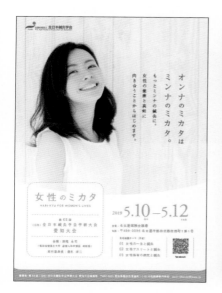
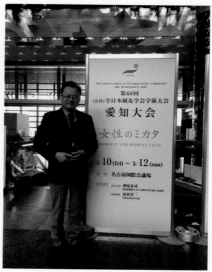

제2회 일본소아한방포럼 학술총회

2018년 7월 1일 Japan Meeting of Pediatric Campo Medicine에 참석해 강의했습니다.

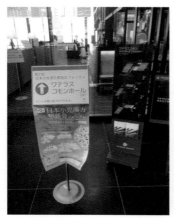

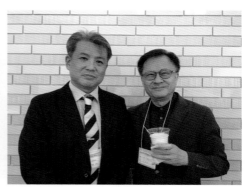

일본 요코하마시 YOKOHAMA SUZAKU KAMPO MEDICAL CENTER KOSUGE CLINIC (요코하마 주작 한방의학센터 코스케의원)의 Takaaki Kosuge (타카아키 코스게) 박사.

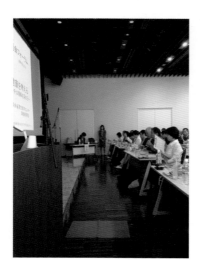

도쿄의대의학부 제 66회 전일본침구학회 동경대회

2017년 6월 11일 진행된 전일본침구의학회 학술대회에 참석해 강의했습니다.

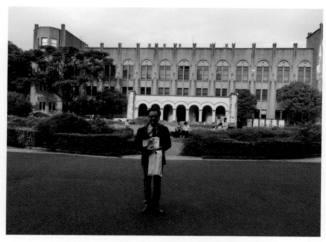

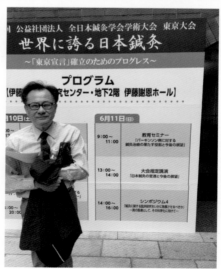

이외 국제 학술대회 참석 이력

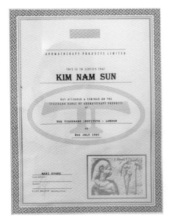

1997년 영국 런던 The Tisserand Institute로부터 발급받은 아로마테라피 증서

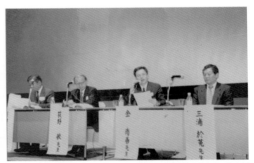

코 알레르기 클리닉 영동한의원 김남선 박사와 일본 오사카의대 사토시 교수. 쇼와의대 가와구찌 교수. 가마다이비인후과 가마다 선생과 심포지움 토론

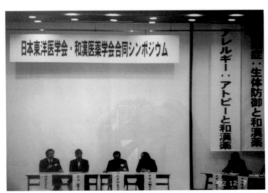

일본 기타사토병원 아토피 심포지움

제71회 일본동양의학회 학술총회

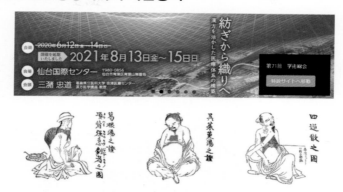

미국 뉴욕 Integrative Healthcare Symposium

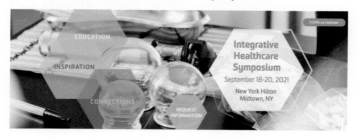

제70회 전일본침구의학회 학술대회

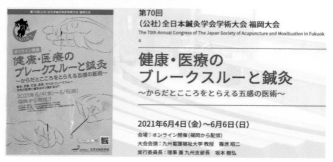

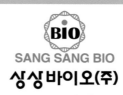

BIO

SANG SANG BIO

상상바이오(주)

상상파크	상상나무
건강용품 · 건강식품 쇼핑몰	：：도서출판 상상예찬 ：：도서출판 상상클리닉
Tel. **1577-2298**	Tel. **031)973-5191**
건강을 위한 똑똑한 쇼핑	미래를 여는 지식의 힘
www.sspark24.com	www.smbooks.com

상상바이오(주) | One-Stop Total Communication
출판 · 광고 · 인쇄 · 디자인 · 기획 · 마케팅

상상나무와 함께 지식을 창출하고 미래를 바꾸어
나가길 원하는 분들의 참신한 원고를 기다립니다.
한 권의 책으로 탄생할 수 있는 기획과 원고가 있
으신 분들은 연락처와 함께 이메일로 보내주세요.

이메일 : ssyc973@daum.net